Liebe ~~~~

auf ein gutes ~~

Leben!

Von Herzen,

Vera

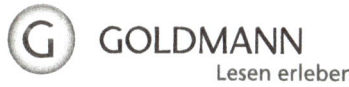

GOLDMANN
Lesen erleben

Buch

Maximilian ist überdurchschnittlich gutaussehend, intelligent, charismatisch und beruflich sehr erfolgreich. Als Sarah ihn trifft, verliebt sie sich sofort in ihn.
Doch der vermeintliche Traummann wird für sie schnell zum Albtraum. Denn Maximilian ist Narzisst – ein Mensch, der unfähig ist, andere zu lieben. Sarah versucht verzweifelt, ihre Beziehung zu retten, gerät dabei aber nur in eine immer größer werdende Abhängigkeit zu Maximilian.
Therapeutin Vera Kaesemann gewährt uns anhand dieser tragischen und wahren Patientengeschichte Einblicke in das gefährliche und kaum thematisierte Krankheitsbild der narzisstischen Persönlichkeitsstörung und schärft damit unseren Blick für ein in unserer heutigen Gesellschaft immer brisanter werdendes Thema.

Autoren

Vera Kaesemann ist Heilpraktikerin und leitet in Hamburg eine Praxis mit den Schwerpunkten Klassische Homöopathie, Psychosomatik und Kinderheilkunde. Zusammen mit dem Arzt und Psychotherapeuten Ruediger Dahlke erschien 2009 ihr erstes Buch »Krankheit als Sprache der Kinderseele«.
Andreas Heineke ist Journalist und Buchautor von Romanen und Sachbüchern. Neben seinen Buchprojekten arbeitet er u. a. beim Norddeutschen Rundfunk (NDR), und für das ZDF.

Vera Kaesemann

Andreas Heineke

LIEBE KÄLTER ALS DER TOD

Einem Narzissten
verfallen

GOLDMANN

Alle Ratschläge in diesem Buch wurden vom Autor und vom Verlag sorgfältig erwogen und geprüft. Eine Garantie kann dennoch nicht übernommen werden. Eine Haftung des Autors beziehungsweise des Verlags und seiner Beauftragten für Personen-, Sach- und Vermögensschäden ist daher ausgeschlossen.

Namen und Personenangaben wurden geändert, um die Privatsphäre der Betreffen- den zu schützen.

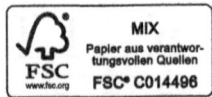

Verlagsgruppe Random House FSC® N001967
Das für dieses Buch verwendete FSC®-zertifizierte Papier *Classic 95*
liefert Stora Enso, Finnland.

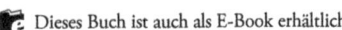 Dieses Buch ist auch als E-Book erhältlich.

1. Auflage
Originalausgabe Februar 2016
Wilhelm Goldmann Verlag, München,
in der Verlagsgruppe Random House GmbH
© 2016 der Originalausgabe
Wilhelm Goldmann Verlag, München,
in der Verlagsgruppe Random House GmbH
Umschlaggestaltung: Uno Werbeagentur, München
Umschlagmotiv: © plainpicture/neuebildanstalt/Kosa
Redaktion: Manuela Knetsch
Satz: Buch-Werkstatt GmbH, Bad Aibling
Druck und Bindung: GGP Media GmbH, Pößneck
AB · Herstellung: IH
Printed in Germany
ISBN 978-3-442-17562-8
www.goldmann-verlag.de

Besuchen Sie den Goldmann Verlag im Netz

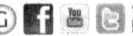

Dies ist die wahre Geschichte einer Patientin, die mich von meiner Schweigepflicht als Therapeutin befreit hat, um ihre Erlebnisse öffentlich zu machen.

Inhalt

Teil 1
Sarahs Geschichte

Kapitel 1
Die Prominenz kommt zum Schluss

Für einen Moment hielt ich das Glas mit dem Champagner gegen das Kerzenlicht. Ich betrachtete die Bläschen, die eilig vom Boden in die Höhe strömten und dort an der Oberfläche platzten wie kleine Seifenblasen. Nichts konnte sie stoppen. Und ich sah die Farbe, das Gold, den Glanz im Licht des Kronleuchters über uns und die Gesellschaft am langen Tisch, die weißen Teller, das silberglänzende Besteck, die Stoffservietten. Alle redeten aufgeregt durcheinander. Auf dem Tisch weiße Tulpen, meine Lieblingsblumen. Ich setzte das Glas an meine Lippen. Köstlich. Es gab kaum ein besseres Getränk für einen Abend wie diesen. Der Geschmack blieb nur kurz auf der Zunge, doch schon der nächste Schluck brachte ihn zurück. Für einen kurzen, aber glücklichen Augenblick. Katrin, meine Geschäftspartnerin, hatte mich von der Seite beobachtet, sie erhob das Glas. »Es war ein harter Tag«, sagte ich, wie zur Entschuldigung.

Wir hatten heute Abgabe gehabt und einem Großkunden aus London unser PR-Konzept präsentiert. Den ganzen Tag hatte ich am Kopf des langen Konferenztisches mit den Kannen Kaffee und den Meetingkeksen gestanden. Christian, mein Assistent, hatte den Beamer bedient. Jedes Bild hatte ich erklärt, jeden Werbetext erläutert. Mit trockenen Mienen, meistens auf ihre Handys starrend, hatten die Businesspartner meine Ausführungen zur Kenntnis genommen. Sie hatten SMS geschrieben, ihre E-Mails abgerufen, ich glaube, einer hatte sogar

Candy Crush auf seinem Smartphone mit dem extra großen Display gespielt. Den Vortrag hatte ich auf Englisch gehalten. Ich hatte gezielt mit Marketingbegriffen um mich geworfen, an den richtigen Stellen Pausen gemacht, hier und da mal einen Witz gerissen, Fotos sprechen lassen und einfliegenden 3-D-Schriften die Möglichkeit gegeben, ihre Wirkung auf die Kunden zu entfalten.

»Du hast einen guten Job gemacht«, sagte Katrin.

»Danke, du weißt ja, wie sie sind. Sie wollen dieses ganze Marketingkauderwelsch.« Unser neuer Kunde war ein Pay-TV-Anbieter, der mit Sportrechten handelte. Unsere und vor allem meine Aufgabe als Inhaberin der Werbeagentur war es, Fernsehzuschauern mit Slogans zu erklären, dass jeder Mensch von Geburt an Basketballfan sei, es ihm vorher nur nicht bewusst gewesen war.

»Ja, ich weiß«, seufzte Katrin und trank einen weiteren Schluck Champagner.

Mir taten die Füße weh, ich streifte meine Pumps unter dem Tisch ab und zog meinen schwarzen kurzen Rock ein Stück tiefer über die Strumpfhose. Es war die teuerste, die ich besaß. Sie hatte den heutigen Tag überlebt, keine Laufmasche, immerhin. Ich strich mir durchs lange blonde, widerspenstige Haar. In großen Wellen fiel es jetzt über meine Schultern.

Eine Stunde hatte ich heute Morgen im Bad verbracht. Ich hatte mir die Augenbrauen gezupft, die Fingernägel lackiert, mich vor dem Spiegel kontrolliert, wieder und wieder. Ich bin nicht eitel, jedenfalls nicht übertrieben eitel, aber ich gebe mir Mühe. Ich weiß, wie sie sind, die Männer, und vor allem die Männer in der Werbewelt, in ihren legeren, aber teuren Anzügen, mit den Rolex-Uhren, den weißen Hemdkragen, den teuren Stiften in den Hemdtaschen. Ich habe lange versucht, vollständig in diese Welt einzutauchen. Illusionen zu verkaufen anstatt echter Gefühle. Das ist nicht immer leicht, oft stehe ich da und denke, ich gehöre hier eigentlich nicht her. Aber was soll's, Sex sells. Bauch, Beine, Po, darum geht es in Wahrheit, egal was präsentiert wird, es hört eh niemand länger als zwanzig Minuten zu – wenn überhaupt. Ich bekomme es mit, wenn ich durch den Raum gehe und mir Männer hinterherschauen, wenn sie mir auf den Po gucken. Auch das gehört dazu. Ich kann nicht leugnen, dass sie mir gefällt, diese erste Form der Selbstbestätigung, bevor man den Kontakt vertieft. Ja, ich habe es irgendwie geschafft, mich einzufinden in diese Welt der Illusionen, ich spiele mit, so gut ich es eben kann. Als Leiterin einer erfolgreichen Werbeagentur mache ich sicher nicht alles falsch, und doch läuft eine unbestimmte Restunsicherheit immer neben mir her wie ein zweites Ich, wie ein Schatten, der sich manchmal an den unpassendsten Stellen zu Wort meldet.

Die Vorspeise kam. Garnelen in Thymian-Vanille-Schaum auf getrüffelten Röstkartoffeln. Leise Ausrufe des Entzückens erfüllten den Raum. Für einen Moment ebbte die Gesprächskulisse ab. Jemand schlug an sein Glas, ein Räuspern, ein paar Worte, Gratulationen, ein bisschen sich selbst abfeiern und »Guten Appetit«.

Die Champagnergläser wurden geleert. Das erste Mal an diesem Tag entspannte ich mich ein wenig. Ich lehnte mich zurück und lächelte Katrin an, deren Laune jetzt ebenfalls gut war. Sie flirtete mit einem Sportartikelhersteller, der ihr gegenübersaß. Ich bewunderte Katrin dafür, wie sie das immer schaffte und mit welcher Selbstverständlichkeit sie Männer um den Finger wickeln konnte. Sie lachte an den richtigen Stellen, warf umwerfend verführerisch ihren Kopf in den Nacken, strich sich durch die Haare oder gab kluge Kommentare von sich. An diesem Abend war sie ein bisschen dezenter gekleidet als sonst. Eine schwarze Designerhose, ein hochgeschlossener Pullover, der aber bestimmt nicht zufällig eng anlag und auf den vorne ein großer silberner Stern gestickt war. Das Licht der Kerze auf dem Tisch spiegelte sich darin wider. Katrin wusste sich in Szene zu setzen. Wie immer war sie ein Blickfang.

Ich konnte mich an meinen letzten Flirt kaum noch erinnern. Seit zwei Jahren war ich Single. Ich lebte mit meiner Tochter Sophie zusammen, die gerade mal wieder die Uni gewechselt hatte. »Wegen der besseren Professoren«, sagte sie. In Wahrheit wusste ich, es lag an Ron, dem Surfertypen, der wahrscheinlich in Wirklichkeit gar nicht so hieß, aber seinen Sommer auf Sylt verbrachte und in Hamburg lebte, damit es nicht zu weit zu den Wellen war. Kennengelernt hatte ich ihn eines Morgens vor meinem Kühlschrank. Er hatte gerade eine Milchtüte an den Mund gesetzt und zum Gruß den Daumen in meine Richtung gehoben. Er hatte Boxershorts getragen. Immerhin. Für eine Beziehung gab es keinen Platz in meinem Leben, und die kurzen Flirts, auf die Katrin sich einließ, waren nichts für mich. Ich hatte mich schon auf einer dieser Dating-websites umgeschaut, doch wenn man so etwas unter falschem Namen macht und ohne Profilbild, dann ist das selten von Erfolg gekrönt. Zum Nachschauen reichte es mir zunächst, doch als Werberin weiß ich, wie viel gelogen wird – in puncto Alter, in puncto Beruf –, vor allem dann, wenn keiner nach der Wahrheit fragt, wenn keiner hinschaut, wenn da nur der Computer und der Suchende ist, in irgendeiner einsamen Wohnung. Immer wieder wurde mir beim Scrollen durch die endlose Liste von einsamen Herzen klar, dass ich etwas Echtes brauchte, gerade ich, die Werberin. Wer es draußen nicht packt, schafft es auch im Netz nicht, hatte eine junge Frau gebloggt, die nur ihre Beine als Profilbild fotografiert hatte. Ich war immer davon überzeugt gewesen, nur eine reale Begegnung würde so etwas wie Schmetterlinge in meinen Bauch zaubern. Wie fühlte sich das gleich nochmal an?

Der Wein wurde eingeschenkt, ein Lafite-Rothschild. Einige Plätze an der Tafel waren leer, es waren noch nicht alle Gäste erschienen, Geschäftspartner aus England wurden noch erwartet. Einige flogen nur zum Feiern ein, andere kamen gar nicht, waren wohl auf einer anderen Party. Die Namensschilder ließ man aus Rücksicht noch stehen. Ich saß mit dem Rücken zur Tür und sah im Spiegel, wie sie sich plötzlich hinter mir öffnete und ein Mann den Raum betrat. Ich glaube, es war vor allem die Art, wie er es tat, die die Frauen auf der gegenüberliegenden Tischseite dazu veranlasste, den Zuspätkommenden mit Blicken zu verfolgen. Ich schaute über meine rechte Schulter nach hinten und konnte gerade noch sehen, dass der Mann außergewöhnlich groß war. Dann folgte wieder ein Blick in den Spiegel und einer über meine linke Schulter. Seine stattliche Erscheinung beeindruckte mich. Es war aber noch etwas anderes, was mir den Atem nahm. Er durchschritt den Raum, als würde er ihm gehören, als sei er seine Bühne. Das Kreuz durchgedrückt, der Rücken kerzengerade, mit jeder Faser seines Körpers drückte er Souveränität aus. Er ging langsam, gemächlich, ein leichtes Lächeln spielte um seine Lippen, ein kurzes Nicken in Richtung Gesellschaft. Diese Ich-habe-alles-im-Griff-Ausstrahlung hatte etwas Arrogantes, Überhebliches, was ihn aber augenblicklich interessant machte. Er kam im Nadelstreifenanzug und dazu trug er rote Nike-Turnschuhe. Ungewöhnlich, dachte ich, aber irgendwie ein Blickfang. Seine Haare waren dunkel, akkurat gestutzt, er hatte einen sorgsam gepflegten Dreitagebart und trug eine Krawatte, die genau dieselbe Farbe wie die Turnschuhe hatte. »Wow«, entfuhr es mir. Eine Spur zu laut, denn Katrin unterbrach für einen Moment das Gespräch mit Daniel, dem Sportartikelhersteller, und schaute mich fragend an. In ihrem Gesicht stand geschrieben: »Und das von dir?« Wir mussten beide lachen.

Der Mann war zur Bar gegangen und ließ sich ein Glas Champagner reichen, das er für eine Sekunde ins Licht hielt, bevor er es an den Mund führte. Und was für ein Mund das war … Die kleinen Grübchen hatten etwas jugendlich Niedliches, Verschmitztes. Es nahm ihm aber nichts von seiner überaus männlichen Ausstrahlung. Wie alt mochte er sein? Vierzig? Er war sehr schlank, ziemlich trainiert, wahrscheinlich ein Sportler. Warum sonst sollte er auch hierhergekommen sein? Gut, wie ein Basketballspieler sah er nicht aus, trotz seiner imposanten Größe, aber wie ein Golfspieler in jedem Fall. Er schmunzelte kurz der Barfrau zu, die verlegen errötete, bevor er sich in aller Seelenruhe in Richtung Tisch aufmachte. Dass wir längst mit dem Dinner begonnen hatten, schien ihn überhaupt nicht zu stören. Er schritt gemächlich den Tisch ab und warf ganz nebenbei immer wieder einen Blick auf die Namensschilder. Schließlich lächelte er und nickte dem Mann und der Frau zu, zwischen denen sich sein freier Stuhl befand. Mit einer fließenden Handbewegung rückte er ihn zurecht und stellte sein Champagnerglas ab.

»Ah, 007 ist da«, sagte ein Mann von der anderen Seite des Tisches. »Zwar zu spät, aber er kommt.« Ungerührt widmete sich der Neue seiner Serviette, die er gekonnt über seine Knie legte, dann dem Glas Rotwein, welches ihm gerade von rechts eingeschenkt worden war. Er schwenkte es, neigte es dann etwas und hielt es kurz unter die Nase, stellte es dann jedoch wieder ab, ohne zu kosten. Der Wein musste wohl noch atmen. Zufrieden schaute er in die Runde. Jetzt sah ich das erste Mal seine Augen. Sie waren von einem hellen Blau. Der Blick war durchdringend, fast stechend, ein bisschen kalt und ungeheuer wachsam. Ich war mir sicher, wenn eine Frau diesen Mann länger ansah, war es um sie geschehen. Schnell wurde ihm der erste Gang nachgereicht, den er wohlwollend betrachtete. Dann nahm er seine Gabel und führte sie zum Mund. Wieder in dieser fließenden Bewegung, enorme Würde ausstrahlend. Er hatte feine lange Finger, das fiel mir sofort auf, die er bewegte wie ein Künstler den Pinsel über eine Leinwand. Sein Blick war ruhig, und doch schien er die Gäste und den Raum zu scannen. Für einen Moment trafen sich unsere Blicke. Kleine Schauer liefen mir vom Nacken über den Rücken, er nickte mir kurz zu. Es war, als würde er mit seinem Blick bis zu einem Punkt in mir vordringen, den nur selten jemand zuvor entdeckt hatte. Nach diesen wenigen Sekunden schon war ich von seiner Ausstrahlung gefangengenommen. Meine Haut kribbelte, mir wurde heiß, ich fühlte mich wie ein kleines Mädchen, oder zumindest so, wie meine Tochter sich gefühlt haben musste, als der Surfer zu ihr an den Strand gespült worden war. Unbeirrt genoss der neue Gast das Essen in seinem Tempo weiter, obwohl die Runde die Gespräche schon längst wieder aufgenommen hatte. Schließlich legte er Messer und Gabel sorgfältig auf dem Teller zusammen, tupfte dezent seinen Mund mit der Serviette ab und trank einen Schluck Rotwein. Im Knigge hätte es nicht besser beschrieben werden können. Er sprach mit niemandem, saß einfach nur still da und ließ seine blauen Augen über die Gäste schweifen. Stechend, klar, überlegen.

Ich konnte meinen Blick wirklich nur schwer von ihm wenden. Natürlich wollte ich nicht dabei ertappt werden, denn niemand sollte die Verwandlung von der Inhaberin einer Werbeagentur zu einem kleinen Mädchen mitbekommen, das ganz plötzlich dem vermeintlichen Prinzen begegnet ist. Wahrscheinlich stand sein weißes Pferd noch vor der Tür. Katrin stupste mich an, ich brauchte einen Moment, um zurückzukehren. Sie lächelte, und als ob sie meine Gedanken lesen würde, sagte sie: »Das ist übrigens Maximilian, der Inhaber von Ruff Records. Er steuert die Musik zu dem Werbespot bei.«

Katrin hatte sich schon immer um den Sound gekümmert, ich noch nie. Ich kannte Katrin seit fast zehn Jahren, ich vertraute ihr, und ich wusste auch, wie viel Spaß ihr der nächste Satz machte, den sie von sich gab: »Dein Slogan, seine Musik.« Sie prostete mir zu und lächelte mich vielsagend an. Wir kicherten. Ein DJ hatte inzwischen begonnen Musik aufzulegen. Irgendetwas Elektronisches lief, ohne Songstruktur oder Gesang, einfach nur zum Tanzen. Die Ersten stürmten Richtung Tanzfläche, das Licht wechselte von »Romantisch« auf »Rot, Blau und Grün«. Ich nahm weitere Glückwünsche entgegen, Kollegen des englischen Pay-TV-Senders kamen zu mir, stellten sich vor und versicherten mir, wie sehr sie sich auf unsere Zusammenarbeit freuten. Ich lächelte, schüttelte Hände und sagte irgendetwas, aber ich war nicht bei der Sache. Wo ist dieser Maximilian, dieser Bond, dieser 007 nur geblieben?, fragte ich mich. Sein Platz war leer, auch auf der Tanzfläche konnte ich ihn nicht entdecken. Die großen Glastüren waren inzwischen vom Personal geöffnet worden. Warmer Frühsommerwind strich durch den Raum. Das Restaurant lag direkt an einem Alsterfleet, auf das man von der Terrasse aus schauen konnte. Schließlich gelang es mir, mich vom Tisch der Engländer zu verabschieden.

Katrin saß inzwischen neben Daniel, sie waren zusammengerückt und sprachen lauter, um die Musik zu übertönen. Ich ging langsam durch den Raum. Immer wieder kamen Kollegen und Kunden zu mir, hielten mich auf mit ihrem Small Talk. Natürlich, ich hörte zu, aber nur halb, nur so viel, dass ich nicht an den falschen Stellen zustimmte, nur so viel, dass ich den zugesteckten Visitenkarten noch genug Aufmerksamkeit schenken konnte. In Wahrheit suchte ich *ihn*. Ich weiß nicht, mit welchem Ziel. Ich hatte keinen Plan. Wie sollte ich ihn ansprechen? So ein Mann war sicher längst vergeben. Der Besuch auf dieser Party war vermutlich nur eine lästige Pflicht, er musste sich sehen lassen, das Glas Anstandschampagner erheben, essen und dann nach Hause zu seiner wahrscheinlich wunderschönen Frau und zu den perfekten Kindern zurückkehren. Ich war längst in einem Alter, in dem ich nur verheiratete, geschiedene und/oder durch Beziehungen gestörte Seelen kennenlernte. Kinder hatten sie inzwischen fast alle, ich ja auch, und geschieden war ich ebenfalls. Ich war also keine Ausnahme.

Und dann kam diese Szene, die aus einem alten Fünfzigerjahrefilm mit Cary Grant hätte stammen können. Maximilian stand allein auf der Terrasse und schaute Richtung Mond. Sein Glas Rotwein hatte er auf das breite Geländer gestellt. Mit seinen feinen langen Fingern zog er eine Zigarette aus der Sakkotasche und, wieder mit dieser fließenden Handbewegung, zauberte er ein Zippo-Feuerzeug aus der anderen Tasche, dessen Flamme für ein paar Sekunden seine Gesichtszüge erhellte. Er zog an der Zigarette und blies den Rauch so rücksichtsvoll über das Geländer, dass keiner der anderen Gäste gestört wurde. Für einen Moment stand ich nur dort und betrachtete ihn. Diese perfekte Erscheinung im Nadelstreifenanzug, der ihm zusammen mit den Turnschuhen eine gewisse Coolness verlieh. Er war ein Mann, der sich diese Kombination leisten konnte. Von mir aus hätte er auch barfuß kommen können.

Vielleicht hätte es mir gereicht, ihn einfach nur zu betrachten, zumindest für diesen einen Moment, der mich noch lange verfolgen würde. Ich betrachtete ihn wie ein Bild, ein Stillleben in einer Galerie. Doch der Moment wurde jäh unterbrochen, denn Katrin und Daniel kamen ebenfalls nach draußen. Auch sie wollten eine Zigarette rauchen. Sie stellten sich neben Maximilian, der Katrin sofort Feuer gab. Daniel und Maximilian gaben sich die Hand. Ein unverbindliches Lächeln, er ließ seinen Blick über Katrin schweifen, was mir nicht gefiel. »Cool bleiben«, sagte meine innere Stimme, und eh ich mich's versah, stand ich bei der kleinen Dreiergruppe.

Noch bevor ich meine Zigarette an die Lippen geführt hatte, bewegte sich die Hand mit dem Zippo-Feuerzeug in meine Richtung. Sein Lächeln war nicht offen, eher unverbindlich, fast kühl, aber auf geheimnisvolle Weise einnehmend. Er stand nur da und beherrschte mit seiner Aura die Runde.

»Ich bin Sarah.«

Maximilian blickte mich intensiv an. Seine blauen Augen durchbohrten mich. »Maximilian Hardenberg«, gab er zurück. »Möchtest du noch Wein, Sarah?« Erst jetzt bemerkte ich, dass ich ein leeres Glas in der Hand hielt. Ich musste es ausgetrunken haben, als ich ihn völlig versunken beobachtet hatte. Ich nickte, er nahm mein Glas und verschwand im Restaurant.

»Sarah.« Katrin stieß mich an, mehr brauchte sie gar nicht zu sagen. Ich fühlte mich ertappt und wusste, es war jetzt wichtig, die Contenance zu wahren. Ich gab mir alle Mühe.

Dann überreichte mir Maximilian das Glas mit dem Rotwein. Die Musik war inzwischen lauter geworden, drinnen tanzten die Gäste ausgelassen, viele Männer hatten bereits ihre Krawatten gelockert, das Hemd ein Stück geöffnet, niemand trug noch ein Sakko. Nur Maximilian hatte sich kein bisschen verändert. Höflich, aber irgendwie routiniert stand er neben mir. »Woher kommst du, Sarah?«

»Aus Hamburg. Ich lebe hier.«

Maximilian nickte nur, ohne seine Gesichtszüge zu verändern. »Du leitest die Agentur!« Es war keine Frage, es war eine Feststellung.

»Ja«, sagte ich. »Wir haben die Slogans entwickelt.«

»Ich gratuliere.« Er erhob sein Glas und schaute mir wieder in die Augen. Nur ganz kurz, nicht eindringlich, nicht musternd, aber er fing mich ein. Diesmal lief der Schauer von meinem Hinterkopf bis zu den Füßen hinunter. Langsam, quälend. Ich fand Maximilian jetzt schon unwiderstehlich. Mir fiel wieder sein schöner Mund auf, seine vollkommen geschwungenen Lippen, die man bestenfalls aus einem Werbespot kannte. Ich hatte Erfahrungen mit solchen Bildern. Ich hatte unzählige Slogans für Gesichter wie dieses entwickelt, viele davon wirkten nur auf der Metaebene, das war das Geheimnis von erfolgreich gemachter Werbung. Ich wusste aber auch, wie man Lippen am Computer perfekt in Szene setzen konnte. Bei ihm wäre jeder Mausklick einer zu viel gewesen. Und er roch angenehm dezent nach einem teuren, unverwechselbaren Parfüm. Für einen kurzen Moment konnte ich seine weißen Zähne sehen. Maximilian war eine ungeheuer gepflegte Erscheinung, selbst seine Nägel schienen maniküurt zu sein. Sein Bart war so akkurat rasiert, wie ich es noch nie zuvor gesehen hatte – als hätte er ein Lineal benutzt. Seine Haare standen nach oben, die Frisur verlieh ihm etwas Wildes. Nichts an diesem Mann schien zufällig zu sein. Alles wirkte durchgestylt und doch lässig, so als hätte er sich nichts dabei gedacht. Er war am Morgen einmal kurz mit der Hand durchs Haar gegangen, hatte einen Anzug aus dem Schrank genommen, sich etwas Parfüm aufgesprüht und dann die erstbesten Turnschuhe angezogen, die herumstanden. Alles beiläufig, am Ende aber das Gegenteil.

»Und du?« Ich fand es angebracht, ihn direkt zu duzen, nachdem er mich ebenfalls so angesprochen hatte. »Du besitzt eine Plattenfirma?«

»Ja, das stimmt, Sarah.«

»Ruff Records.«

»Richtig, Sarah.« Warum sagte er ständig meinen Namen? Vielleicht gefiel er ihm einfach? Oder wollte er damit unterstreichen, dass er MICH meinte? Es machte mich auf jeden Fall nervös. Ich hatte meine Zigarette aufgeraucht, er hielt mir einen Aschenbecher hin, den er unbemerkt von einem der Stehtische genommen hatte. Er hatte mich genau beobachtet. Er war, und das konnte ich schon nach diesen wenigen Minuten sagen, der perfekte Gentleman. Und dann begann das Gespräch irgendwann von allein zu laufen. Wir sprachen über Reisen, meine Leidenschaft. Ich war in den letzten Jahren auf Zypern, in Thailand, auf Kuba und in Südafrika gewesen. Und er schien alle guten Hotels dieser Welt zu kennen. »Das ist dem Job geschuldet«, sagte er. Wir reisten beide viel beruflich.

Wie selbstverständlich nahm er mir wieder das leere Weinglas aus der Hand und holte mir ein neu gefülltes. Er fragte nicht, er brachte es einfach. Auch diesmal hielt er das Glas fachmännisch kurz gegen das Licht, bevor er es mir überreichte, so als würde er prüfen, ob der Wein meiner würdig sei. Er sprach nicht allzu viel von sich, sondern fragte vor allem mich aus, schien sich für mich zu interessieren. Ich erzählte von meiner Werbeagentur. Wie Katrin und ich zunächst für den Einzelhandel Slogans entwickelt und für kleine Firmen Pressemitteilungen verfasst hatten. Wie wir schließlich begannen, mit Werbeagenturen zusammenzuarbeiten und dann mit größeren Firmen. Es folgten die großen Agenturen und zu guter Letzt welche aus dem Ausland. Maximilian stand einfach nur da, seinen Kopf wegen seiner Körpergröße ein bisschen zu mir nach unten geneigt, damit er alles verstand. Er war unglaublich aufmerksam. Ruhig und souverän ruhten seine hellblauen Augen auf mir wie auf etwas Wertvollem, wie auf einem Schmuckstück. Ich war beruhigt, dass ich diesen schwarzen Rock trug, ich kannte seine Wirkung. Dazu die Strumpfhose und die Pumps. Ich glaube, ihm gefiel, was er sah. Seine Art zu fragen, gab mir ständig das Gefühl, ich sei ungeheuer wichtig, ich sei der wichtigste Mensch der Welt. Selten hatte ich einen so guten Zuhörer gehabt. Schließlich kamen wir auf das Private zu sprechen. »Hast du Familie, Sarah?«

»Ja, ich habe eine Tochter. Sophie, sie studiert in Hamburg.« Dass ich geschieden war, ließ ich weg, wer wusste schon, was ich bei diesem hochanständigen Mann damit zerstören würde? Ich erschrak über meine eigenen Gedanken. »Ich bin geschieden«, platzte es dann doch aus mir heraus.

Keine Regung im Gesicht von Maximilian. Dann nickte er

langsam. »Geschieden also«, wiederholte er, und sagte dann fast nebenbei: »Ich auch.«

»Kinder?«

»Ja, Kinder. Zwei Söhne, eine Tochter, sie leben bei ihrer Mutter. Jedes zweite Wochenende und in den Ferien sind sie bei mir. Das ist immer die schönste Zeit.« Jede Kühle war jetzt aus seinen Augen verschwunden, er schaute an mir vorbei, irgendwo in der Ferne schien er sie zu sehen. Ein Kindertyp, dachte ich. Der Blick und seine plötzliche Sanftheit berührten mich. Was war er wohl für ein Vater? Einer der alles möglich machte, um sie oft zu sehen? Einer, der die Welt umdrehte, wenn sie in Kinderaugen auf der falschen Seite lag? »Ich habe lange um diese Zeit mit den Kindern gekämpft.« Ich wollte mehr erfahren, doch mehr sagte er nicht – zumindest nicht in diesem kurzen Moment der Sanftheit zwischen uns. Die Gäste um uns herum schienen wie ausgeblendet zu sein. Nur wir. Maximilian und ich.

»Du hast gekämpft?«

»Ja«, sagte er, »das ist mein Naturell. Ich kämpfe, Sarah.« Der Ton war plötzlich hart, vielleicht ungewollt hart, aber es entging mir nicht. Ob er auch um mich kämpfen würde?

»Geschieden«, platzte es aus mir heraus.

Die Souveränität dieses Mannes kehrte in Sekundenbruchteilen zurück. »Ja«, sagte er nur, »geschieden.«

»Und hast du auch um sie gekämpft?« Das Gespräch hatte sich vollkommen ins Private verlagert.

»Ja, Sarah, ich habe um sie gekämpft.« Er machte eine Pause. »Sie war es wert.« Er schien meine Reaktion zu beobachten, als er das sagte. »Aber ich habe verloren.« Er trank einen Schluck Rotwein. »Der Kampf dauerte Jahre. Mit Zwischenerfolgen und Niederlagen.« Wieder machte er eine Pause. »Aufmerksamkeit«, sagte er dann und stöhnte auf. »Es hat eben nie gereicht. Ich will meiner Frau keine Schuld geben, das hat sie nicht verdient.« Hochachtung lag in seiner Stimme.

»Was ist mit deiner Frau? Warum ist die Beziehung gescheitert?« Ich fand meine Frage eigentlich verfrüht oder zumindest zu diesem Zeitpunkt indiskret. Wir standen dort draußen auf einer Party bei einem Glas Wein, eine Szenerie, die nach Small Talk schrie und plötzlich das Gegenteil hervorbrachte. Die Welt schien stillzustehen. Es gab nur uns beide, wie in einer geräuschlosen Blase. Um uns herum aber lief die Party weiter. Es war laut, die Menschen vergnügten sich. Wir sprachen über Privates, sehr Privates, und Maximilian hielt mit nichts hinter dem Berg. Seine Worte waren sorgfältig gewählt, aber doch sehr offen und zugewandt.

»Wir hatten zusammen ein schönes Haus in Berlin. Wir hatten tolle Autos, einen netten Freundeskreis, viele aufregende luxuriöse Urlaube. Unsere drei Kinder gingen auf eine Privatschule. Ich glaube, man kann sagen, wir hatten ein gutes Leben. Doch was ich auch tat, es reichte nie aus. Ich habe versucht, so oft wie möglich abends nach Hause zu fahren, auch wenn ich lange Meetings in anderen Städten hatte. Ich habe fast immer einen Weg gefunden, noch zurück nach Berlin zu kommen. Wann immer ich da war, habe ich die Kinder ins Bett gebracht. Ich habe mit ihnen Ausflüge gemacht und Hausaufgaben. Ich habe meiner Frau ermöglicht, nie mehr arbeiten zu müssen. Ich habe all ihre Hobbys finanziert. Doch dann kam das, was immer kommt, wenn es so läuft. Sie hat sich in einen anderen Mann verliebt.«

Ich schluckte. Wie konnte so etwas passieren? Bei einem solchen Mann? Was musste das für eine Zicke gewesen sein? Maximilian erzählte es vollkommen emotionslos, einfach wie eine Aneinanderreihung von Fakten. Und vielleicht bekam ich deshalb plötzlich ein solches Mitleid mit ihm, vielleicht erzählte er es auf diese Weise, weil seine Gefühle ihn bei dieser Geschichte sonst überwältigen würden. Er hatte es vermutlich nie verarbeitet. Maximilian schaute mir nicht wieder in die Augen, und doch schien ich in diesem Moment der Mittelpunkt seiner Aufmerksamkeit zu sein.

Ich entschuldigte mich und ging auf die Toilette, vor allem, um das gerade Gehörte einen Moment sacken zu lassen. Als ich zurückkam, stand er noch immer auf genau demselben Platz. Er hatte auf mich gewartet, und ich fühlte mich geehrt. Ich lächelte, als ich zurückkam. Inzwischen waren viele Gäste gegangen, es war schon spät geworden. Von Katrin und Daniel war nichts mehr zu sehen. Auch auf dem Balkon standen nur noch wenige Gäste. Einige hatten sich Stühle rausgestellt und sie zusammengeschoben, um die Füße draufzulegen. Man sah ihnen an, dass sie einen harten Tag und eine lange Nacht hinter sich hatten. Nicht so bei Maximilian. Noch immer top gestylt stand er auf der Terrasse, sein Weinglas in der Hand, und beobachtete meine Rückkehr mich wachen Augen. In die Augen schaute er mir nicht mehr. Manchmal blieb sein Blick auf meinem Dekolleté hängen, und im Weggehen hatte ich seinen Blick auf meinem Po gespürt. Wieder begann er Fragen zu stellen. Wie lange ich schon meine Agentur hätte. Ob ich in Hamburg geboren sei. Woher meine Familie käme. Er interessierte sich für jedes Detail, fragte oft nach. Fortwährend ruhten seine Augen auf mir, ruhig, souverän, überlegen. Er war ein ungeheuer guter Zuhörer.

Von ihm erfuhr ich noch, dass er aus einer Künstlerfamilie stammt. Seine Mutter war Musikerin, sie spielte Geige in einem Orchester. Schon als Kind war er viel unterwegs gewesen. Dann war seine Mutter allein herumgereist. Zunächst nur Tage, dann Wochen und irgendwann war sie mehr unterwegs als zu Hause. Sie hatte längst einen anderen Musiker kennengelernt. Er war Cellist, einer der besten, wie Maximilian erfuhr, als es nicht mehr zu verheimlichen war. Einmal hatte er den Neuen kennenlernen dürfen. Das war in Prag, als er seine Mutter besuchte. Eine kurze Begegnung nach einer Aufführung in der Garderobe, ein Über-den-Kopf-Wuscheln, »Prachtkerl, ganz die Mutter«, und dann? Sah er ihn ein Jahr nicht wieder. Auch die Mutter nur noch selten. Sie lebte in irgendeiner Künstlervilla in Prag. Maximilian wohnte bei seinem Vater, aber der starb, als er zwölf Jahre alt war. Plötzlich, unerwartet. Er wurde von der Stoßstange eines Lkw aus dem Leben gerissen. Laut, brutal, lange nachhallend. Maximilian zog nach Prag, zumindest für ein paar Monate, dann ging seine Mutter wieder auf Tournee. Er blieb irgendwie übrig. Am Ende stand die bittere Erkenntnis, dass ein Kind nicht in dieses Künstlerleben passte, ein Fremdkörper war, ein Hemmschuh. Maximilian wuchs fortan bei seinen Großeltern auf. Wenn andere Kinder auf dem Spielplatz mit ihren Vätern tobten, las er seinem Opa vor, denn der konnte kaum noch etwas sehen, hatte fast das Augenlicht verloren, oder er kümmerte sich um die depressive Oma. Im Haus seiner Großeltern herrschte meist Dunkelheit. Das Licht brannte fast nie, wozu auch? Maximilians Kindheit fand im Dämmerlicht statt. Er strebte nach Licht, nach Glanz. Als er schließlich ins Internat kam, versuchte er sich diesen Glanz zu erkämpfen. Die Lücken in der strengen Erziehung für sich zu nutzen. Sein Verhandlungsgeschick zu stärken. Mir war klar, dass es ihm bei seinem Aussehen nicht schwergefallen sein konnte, in den Mittelpunkt zu rücken – zumindest bei den weiblichen Internatsschülerinnen. Wieder zeigte er kaum Emotionen, als er mir die Geschichte seiner Kindheit erzählte, und doch spürte ich, dass es für ihn nicht leicht gewesen war, nicht leicht gewesen sein konnte. Vielleicht lag es an der Art und Weise, wie er mir wieder für wenige Sekunden in die Augen schaute. An diesem langen Abend war es erst das zweite Mal. Wieder nur eine Zehntelsekunde, dann schweifte sein Blick weiter.

»Und dann gründete ich diese Plattenfirma, Ruff Records. Du wirst aber umsonst nach unseren Hits suchen. Wir haben uns spezialisiert.« Er machte eine Kunstpause, mit dem Wissen, dass diese Aussage nach mehr verlangte. Ich sah ihn fragend an. »Wir haben uns auf Filmmusik und Werbung spezialisiert. In den Plattenläden haben unsere Künstler selten ein eigenes Fach.« Er lächelte kaum sichtbar. »Popstars, die sind anstrengend, unsere Künstler wollen nur den nächsten Auftrag.«

»Aber es lohnt sich?«

»Sicher tut es das, Sarah.« Wir tranken unseren Rotwein aus, und dann fragte er vollkommen unvermittelt: »Wo wohnst du?«

»Nicht weit von hier.« Ich nannte ihm meine Adresse.

»Wollen wir uns ein Taxi teilen? Ich wohne im Le Meridien.« Pause.

»Sicher, gern.« Meine Worte überlagerten seine letzten. Wenn er bislang mein Interesse an ihm nicht bemerkt hatte, spätestens jetzt wusste er Bescheid. Er griff in die Innentasche des Sakkos und reichte mir eine Visitenkarte.

»Das ist nicht die Adresse vom Le Meridien«, meinte er mit einem kaum sichtbaren Lächeln. »Aber meine Telefonnummer steht darauf.« Wortlos gab er mir eine zweite Karte und reichte mir einen Montblanc-Stift von der Dicke eines Eddings. Ich wusste, was ich zu tun hatte. Auf die Rückseite schrieb ich meine Handynummer. »Dann wäre das ja geklärt«, sagte er. Wieder dieses angedeutete Lächeln, verschmitzt. »Wir gehen.« Es war keine Frage, es war eine Ansage, und in diesem Moment gefiel es mir. Er nahm mir das leere Rotweinglas aus der Hand und stellte es auf einen der Stehtische. Vorsichtig steckte ich die Visitenkarte in meine Tasche, als sei sie ein kostbares Schmuckstück.

Im Taxi sprachen wir weiter, vor allem erzählte ich – von meiner Tochter Sophie und dass ich wieder mit ihr zusammenlebte. »Nach einem kurzen Intermezzo in Freiburg, dort wollte sie Medizin studieren. Doch das anatomische Interesse ebbte schnell ab, und dann kam der Surfer.« Ich seufzte, und plötzlich war Maximilian auf der Rückbank ganz dicht neben mir. Seinen Arm hatte er um meine Schulter gelegt. Trotz dieser langen Nacht roch er so gut, als käme er gerade aus der Dusche. Seine Lippen waren nur wenige Zentimeter von meinen entfernt.

»Sarah«, flüsterte er, und wieder durchzuckten mich sanfte Blitze. Ich spürte seinen Atem, nichts wünschte ich mir sehnlicher, als jetzt von diesem Mann geküsst zu werden. Ich kannte aber die Regeln, ich wollte mich nicht gleich hingeben. Grundregel Nr. 1: »Lasse dich nicht am ersten Abend küssen, und gehe vor allem nie gleich am ersten Abend mit einem Mann ins Bett.«

Es fiel mir schwer. Vielleicht würde ich das, was ich dann tat, bereuen, aber ich schob ihn sanft zurück auf seine Seite des Taxis. Ich bin zu lange in der Werbebranche, ich kenne Werber, Aufreißer, Protzer, Sprücheklopfer. Die Welt ist voll davon. Auf einige war ich hereingefallen, das sollte mir nie wieder passieren. Ich versuchte es mit einem Witz, um die Situation zu retten, indem ich ebenfalls ganz dicht vor seinen Lippen hauchte: »Du passt in mein Beuteschema.«

Werbung ist Psychologie. Gib ihm nicht gleich alles, lass ihn zappeln, dadurch werde ich noch interessanter, eine Art »Must have«, um im Werbejargon zu bleiben.

»Warum?«, flüsterte er, und dabei berührten mich seine Lippen fast, ich spürte schon die Wärme.

»Eloquent«, hauchte ich.

»Aha. Und noch?«

»Ich glaube, klug.«

»Oh ja, sehr klug.« Das Flüstern wurde noch leiser, die Luft zwischen unseren Mündern flimmerte.

»Selbstbewusst.«

Er lächelte. »Und du«, hauchte er, »bist unfassbar sexy.« Ich schaffte es, ihm zu widerstehen. Es kostete mich einige Kraft, aber es gelang mir. Vielleicht war er genau der Mann, den ich mir wünschte. Doch ohne einen Minimalerfolg wollte er nicht gehen. Er nahm seine Hand und legte sie auf meine Augen, dann spürte ich einen Kuss auf meiner Stirn. »Unfassbar sexy«, sagte er, bevor ich ausstieg und mit wackligen Beinen zu meiner Haustür ging. Als ich die Wohnungstür öffnete und hörte, wie das Taxi davonfuhr, bereute ich es, ihn hingehalten zu haben. Kurz – denn dann kam die erste SMS von Maximilian Hardenberg. »Gute Nacht, Sarah, bis bald!«

Kapitel 2
Einfach unwiderstehlich

Ich erwischte mich dabei, wie ich direkt nach dem Aufwachen mein Handy einschaltete. Ob er nachts noch einmal geschrieben hatte? Ob der Rausch des Abends auch an ihm noch klebte? Ob das Feuer noch brannte? Ich hatte ihm nicht geantwortet, dafür hatte ich die SMS mehrmals gelesen. »Bis bald!«, hatte er geschrieben. Ja, Maximilian, bis bald.

Unerträglich langsam loggte sich das Handy ins Netz, dann, wenige Sekunden später, die vier Töne, die mein Handy ausstößt, wenn mich eine SMS erreicht. Es war ein Geräusch, das in den nächsten Wochen zu einer Art Soundtrack meines Lebens werden sollte, ein Geräusch, ohne das ich kaum noch leben konnte, ein ständiger Begleiter meines Liebesrauschs.

»Ich bin sicher, die Sonne scheint heute extra für Dich. Kater? Dein Beuteschematyp Max.«

»Du bist ein Charmeur. Guten Morgen. Ja, Kater. Du Poet :)«, antwortete ich. »Ich setze mich jetzt mit meiner Tochter Sophie an den Frühstückstisch, was machst Du?«

»Sitze schon im Auto, will meinen Kindern Mittagessen kochen, habe ein neues Rezept herausgesucht.«

Er kocht also. Natürlich kocht er, wahrscheinlich kann er alles. »Und dann?«, tippte ich eilig.

»Du bist aber neugierig. Dann zum Polospiel und heute Abend zum Konzert. PS: Das Interview mit Dir bei YouTube ist toll, und eine Jeans kannst Du gut tragen.«

Er hatte mich also schon gegoogelt und auf YouTube gesehen, und er spielte Polo. Wie ungewöhnlich. »Danke für das Kompliment«, schrieb ich zurück, doch während ich die Nachricht rausschickte, kam von ihm schon die nächste.

»Wann?«, schrieb er einfach nur.

»Was hast Du mit mir vor?«, schrieb ich zurück.

»Alles, was ich darf.«

Mir wurde heiß. »Alles, was ich darf«, flüsterte ich. Vielleicht alles? Ich überlegte, ging die Termine der Woche durch. Wann musste ich unbedingt im Büro sein? Wann konnte ich weg? Gab es Geschäftstermine? Ich hatte meinen Terminkalender nicht parat.

»Was für eine Folter das Warten doch ist«, schrieb er.

»Was Du darfst, werden wir sehen, aber Mittwochabend kann ich.« Ich hatte keine Ahnung, ob das stimmte.

Zwei Sekunden später: »Date :)«.

So schnell geht das, dachte ich bei mir und überlegte gleich danach, was ich wohl anziehen würde. Vielleicht eine Jeans?

Sophie hatte bereits den Frühstückstisch gedeckt. »Mama, warum bist du so rot?« Ich hatte es gar nicht bemerkt, aber ich spürte die Hitze, überall kribbelte es unter meiner Haut. Dabei hatte ich Maximilian nicht einmal gesehen. Ich hätte nie geglaubt, dass von einfachen SMS eine solche Spannung ausgehen konnte. Ein solches Knistern, eine Fantasie, die sich verselbstständigte, die mich sanft folterte.

»Keine Ahnung, es ist nichts«, erwiderte ich, mehr brauchte ich auch nicht zu sagen. Sophie kannte mich, und sie freute sich vielleicht sogar. Die Zeit nach der Trennung von ihrem Vater war hart gewesen. Sehr hart. Ein anderer Mann hätte mich nicht anschauen dürfen, Sophie wäre in Tränen ausgebrochen. Wir hatten ihr gesagt, dass sich nach der Trennung nicht viel ändern würde. In Wahrheit änderte sich alles, ihr Zuhause, ihr Heim brach zusammen. Ich konnte es aber neben meinem Mann nicht mehr aushalten. David war ein netter Mensch, einer der es jedem recht machen wollte. Ein Mensch dieser Sorte reichte in unserem Haus. Und ich war nun schon mal da. Es war schwer, es sich einzugestehen, aber wir hatten uns auseinandergelebt. Der Alltag, all die Verpflichtungen, es gab einfach keine Abwechslung mehr in unserem Leben. Über die Jahre ließ die Aufmerksamkeit füreinander nach, wir lebten nebeneinanderher, jeder machte sein Ding. Aber ich wollte mehr von meinem Leben, ich sehnte mich nach einer Achterbahn, nach einem Feuerwerk der Gefühle, wenigstens einem kleinen, so wie ich es früher einmal mit David erlebt hatte. Was ist nur aus uns geworden?, fragte ich mich immer häufiger. Als dann noch eine andere Frau ins Spiel kam, hatte ich beschlossen, nicht auch noch den Respekt vor mir selbst zu verlieren. Wir trennten uns, erst auf Probe, dann endgültig, und Sophie war die, die am meisten darunter litt, nein, sie war am Ende die Einzige. David und ich waren uns fremd geworden, obwohl wir uns so ähnlich waren, wir sahen uns kaum noch an, wir sahen lieber fern. Es gab keine Spannung mehr, keine Neugier, kein Feuerwerk, nur noch ein Dahinglimmen, ein gemütliches Feuer im Kamin. Ich wollte dieses Leben nicht mehr, ich wollte Spannung, ich wollte einen Mann, der für mich da war. So eine Art Prinz auf einem weißen Pferd. Das mag eine Kleinmädchenfantasie sein, aber es gab ihn, da war ich mir immer sicher gewesen. Also ging ich raus und suchte nach dem Prinzen. Ich fand ihn aber nicht. Dieser Mann jedoch, dieser Mann mit den hellblauen Augen, dieser Beuteschematyp von gestern

Abend, dieser Maximilian, der brachte eine ganze Menge Voraussetzungen mit.

Sophie eröffnete mir, dass sie den Sommer auf Sylt verbringen würde. »Noch eine Woche Uni, dann geht es in die Freiheit.« Sogar einen Job hatte sie schon.

Ich erwischte mich bei dem Gedanken, dass ich Maximilian dann ohne Vorwarnung mit zu mir nach Hause bringen könnte. Keine Fragen, keine Vorstellungsrunde. Ich ärgerte mich über meine eigenen Fantasien. Ich hatte ihn erst einmal gesehen. Vielleicht war er ein Hochstapler, ein Heiratsschwindler, ein gesuchter Verbrecher, ein Mörder.

Nein, diesmal wollte ich meine Skepsis nicht gewinnen lassen, diesmal wollte ich es versuchen. »Sophie, ich freue mich für dich«, sagte ich.

»Und ich mich für dich«, antwortete sie lächelnd.

Kapitel 3
Was nichts kostet, das ist auch nichts

Aufrecht, die Schultern durchgedrückt, saß Maximilian auf einem Barhocker und ließ den Blick über die Gäste schweifen. Vor ihm zwei Gläser Champagner. Er trug einen braunen Nadelstreifenanzug, passende Schuhe und eine Armbanduhr, die sein Outfit perfekt ergänzte. Seine Körperhaltung, sein grader Rücken drückten Stolz aus. Überlegenheit. »Was für ein Mann«, hauchte ich mir selbst zu.

Ich stand in der Tür des Restaurants, das er ausgesucht hatte, und beobachtete ihn in dem kleinen Barbereich. In Vorbereitung auf unser Treffen hatte ich diverse Kleider, mehrere Jeans und einen Hosenanzug anprobiert. Alles hatte am Ende kreuz und quer über meinem Bett gelegen. Der Sieger war ein rotes Kleid mit Ausschnitt gewesen. Natürlich mit Ausschnitt. Dazu trug ich High Heels. Maximilian trug diesmal orangene Nike-Turnschuhe. Sie leuchteten im gedämpften Licht der Bar. Mit einer typischen fließenden Bewegung schaute er in aller Ruhe auf seine Uhr. Ich hätte mir jetzt gern ein bisschen Luft zugefächert. Warum war es so warm hier? Ich versuchte, mit ruhigen, gelassenen Schritten hinüber zu ihm an die Bar zu gehen. Ob es mir gelang oder ob ich zwischendurch kleine Luftsprünge vollführte, weiß ich nicht mehr.

»Sarah«, sagte Maximilian und musterte mich. »O Gott, bist du schön.«

Ich errötete. »Danke.«

Er griff neben sich und reichte mir einen Strauß weiße Tulpen. Woher wusste er, dass ich weiße Tulpen liebte? Er war auf geheimnisvolle Weise unheimlich, und genau das zog mich in diesem Moment an. Er stand auf und küsste mich auf die Wange. Wieder dieser Geruch: frisch, fein, vollkommen. Ich wusste, ich würde ihn noch lange in der Nase behalten. »Champagner für die Frau des Abends«, sagte er und reichte mir das Glas. »Ein Jahrgangschampagner aus dem Jahr 2003.« Eine Sekunde berührten seine filigranen Finger die meinen. Mich durchzuckte ein kleiner Blitz. »Ich war glücklich, als ich diesen Champagner auf der Karte entdeckte, er ist sehr selten.« Wohlwollend schaute er auf sein Glas. »Auf dich, Sarah«. Seine Stimme klang ein bisschen gedämpft, tief und angenehm. Sie traf mich irgendwo tief in meiner Brust.

»Woher kennst du den Champagner?«, fragte ich, eigentlich nur, um das Gespräch in Gang zu bringen.

»Aus Paris, vor etwa«, wieder so eine Kunstpause, »zwei Jahren«.

»Paris!«, rief ich fast. »Ich war noch nie in Paris.«

Er lächelte. »Die Stadt der Liebe«, sagte er. In seinem Blick lag so etwas wie Lust. Wahrscheinlich errötete ich, es machte mir aber nichts aus. Ich sah mich in einem Sommerkleid Arm in Arm mit Maximilian die Champs-Élysées hinunterschlendern. Ein Eis in der Hand oder irgendeine andere Klein-Mädchen-Freude, vielleicht Luftballons oder Zuckerwatte. Wie kindlich die Fantasien doch werden, wenn man verliebt ist. Das Gehirn scheint wie im Drogenrausch. Glückshormone überwältigten mich.

»Herr Hardenberg, Ihr Tisch wäre bereit.« Mit einem kurzen Nicken, in dem zwar keine Arroganz, aber auch keine Herzlichkeit lag, nahm Maximilian die Aussage zur Kenntnis und ließ sich in einer weiteren eleganten Bewegung von seinem Barhocker gleiten. Ich spürte seine warme Hand an meiner Taille. Behutsam, aber bestimmt führte er mich hinter dem Restaurantchef her. Dabei gewährte er mir den Vortritt, ganz der Gentleman, den ich noch vom ersten Abend in Erinnerung hatte. Stolz und mit langsamen Schritten nahm er, wie ein Schauspieler auf einer Theaterbühne, den ganzen Raum für sich ein. Ich sah, wie Frauen verstohlen auf ihn schauten, dann ihren Blick über mich streifen ließen. Ja, dachte ich, dieser Mann an meiner Seite. Mein Selbstwert stieg um einiges. Er wartete, bis ich mich gesetzt hatte, dann stellte er sein Champagnerglas auf seinen Platz, nickte dem Mann, der uns hergebracht hatte, kurz zu und setzte sich mir gegenüber.

»Was für ein Anblick«, sagte er, als er mir in die Augen schaute. »Könnten Sie bitte eine Vase für die Tulpen bringen lassen?«, bat er den Restaurantchef, der sofort gehorsam verschwand. Er hatte es wie nebenbei gesagt, aber doch mit einer Bestimmtheit im Unterton, die mir sofort klar machte, wer hier die Befehle erteilte, wer hier die Macht hatte, Anweisungen zu geben. Dann reichte er mir die Karte und lächelte mich an. »Darf ich uns eine Vorspeise bestellen?«

Ich nickte.

»Ich habe einen Geheimtipp«, sagte er mit einem verschmitzten Lächeln.

Was würde passieren, wenn ich jetzt direkt zu ihm hinübergehen und ihm einen Kuss auf seinen perfekten Mund geben würde?, dachte ich. Er schenkte mir Champagner nach. Die Flasche stand gut gekühlt in einem Weinkühler neben seinem Platz. Er wartete nicht, bis der Kellner kam, nein, Maximilian

Hardenberg würde nie auf etwas warten. Er tat, was er wollte; er nahm sich, was er wollte.

»Du willst mich betrunken machen?«, scherzte ich und prostete ihm zu.

»Ist das denn nötig?« Wieder dieses verschmitzte Lächeln.

Nein, hätte ich am liebsten gehaucht, im Marylin-Monroe-Stil. Ein Kellner kam und stellte die Vase mit den weißen Tulpen zwischen uns.

»Nicht doch«, sagte Maximilian und machte eine wegwerfende Handbewegung. »Keine Blumen sind so schön wie diese Frau.« Der Kellner lächelte verlegen und platzierte die Vase pflichtbewusst am Rand des Tisches. »Sie haben gewählt?«

»Vorab nehmen wir die Huitre de Bélon. Sechs Stück bitte, pro Person natürlich.« Lautlos entfernte sich der Kellner.

»Muscheln?«, fragte ich.

»Austern! Die besten der Welt, die Bélon aus Finistère, in der Bretagne.«

»Austern«, sagte ich, »nicht jedermanns Sache.« Für einen Moment schaute er mich verunsichert an. Doch ich erlöste ihn schnell. »Ich liebe Austern.«

»Du musst diese essen, die Bélon-Austern. Alles andere ist zweite Wahl.« Überheblichkeit lag in seiner Stimme, dann wurde sie wieder sanft. »Wusstest du, dass Ludwig XIV. vor der Liebesnacht mit Maria Theresia von Spanien vierhundert Austern vertilgte?«

»Oh, man sagt Austern ja so einiges nach.«

Er lächelte. »Ja, Sarah, das tut man.« Mir gefiel seine selbstsichere Art, auch wenn es an der Grenze zur Bevormundung lag, einfach Austern für mich zu bestellen, ohne zu fragen, ob ich sie mochte. War das nicht eigentlich eine Unverschämtheit? Dieser

Mann ging ran. »Ich habe mir welche aufs Zimmer bringen lassen, als ich das letzte Mal in der Nähe war. Vielleicht schlürfen wir mal welche gemeinsam, wenn wir dort sind.«

Vollgas, schoss es mir durch den Kopf. Ich brauchte gar nichts zu tun, ich brauchte nur dazusitzen und mitzumachen, sein Spiel mitzuspielen. Maximilian war ein Spieler, das war mir klar, und dazu ein verdammt guter. Er stellte seine eigenen Regeln auf, war bestimmend, als er nach nicht einmal dreißig Minuten nebenbei erwähnte, dass dies nicht der letzte gemeinsame Abend sein würde.

»Aha«, sagte ich und trank mein Glas leer. Ich spürte bereits die Wirkung des Champagners. Ich wusste nicht, was jetzt mehr in mir prickelte, die knisternde Gespanntheit am Tisch oder dieses edle, scheinbar sehr wertvolle Getränk – aus dem Jahr 2003.

»Ein Dutzend Huitre de Bélone«, sagte der Kellner. Er stellte eine weiße Etagere zwischen uns. Die Austern thronten bereits geöffnet und erhöht in Griffweite vor uns, eine große Pfeffermühle aus Holz, schwarz lackiert, wurde danebengestellt, am Tellerrand lagen die Zitronen.

»Austern haben tatsächlich etwas Erotisches an sich, oder?« Ich kannte Maximilian kaum, ich wusste aber, dass ihm so eine Aussage gefallen würde. Volltreffer. Er schenkte mir ein verschmitztes Lächeln. Ich würde diesem Mann heute nicht widerstehen können, das wurde mir in diesem Moment klar. Wenn er noch einmal so lächeln würde, würde ich mich hier an diesem Tisch auf ihn stürzen. Wir aßen beziehungsweise schlürften wortlos, nur unsere Blicke trafen sich ab und an, was mich verunsicherte, aber auch irgendwie erregte. Zur Beruhigung schaute ich in die Speisekarte.

»Fisch oder Fleisch?«, fragte er mich wieder in diesem raunenden Tonfall. Für einen Moment war es an unserem Tisch wieder so wie am Wochenende. Von den anderen Gästen bekamen wir nichts mit, sie waren ausgeblendet. Wir saßen in einer Art Blase, in einer Seifenblase. Wie gern wäre ich in diesem Moment allein mit ihm gewesen. Seine Anziehungskraft war geradezu magisch, aber auch beunruhigend. Er beobachtete mich, während ich die Speisekarte studierte.

»Das sieht sehr erotisch aus, wie du deinen Finger über die Seite fahren lässt.« Ich hatte es nicht gemerkt. Eine Angewohnheit, genau wie das Leise-vor-mich-hin-Flüstern, wenn ich mich auf einen Text konzentrierte.

Vollkommen lautlos war der Kellner an den Tisch getreten. »Sie haben gewählt?«

Ich bestellte gegrillten Seeteufel mit roter Zwiebel-Pfeffer-Butter und Kartoffelschaum. Zunächst kein Dessert. Maximilian hatte nicht in die Karte geschaut.

»Haben Sie Hummer?«

»Nur noch einen, Herr Hardenberg. Aber«, der Kellner schaute etwas betreten und belustigt zu Boden, »er hat nur eine Schere.« Maximilian sah ihn an – ausdruckslos.

»Hat er gekämpft?«, fragte er. Über das Gesicht des Kellners huschte ein kaum sichtbares Lächeln.

»Vielleicht mit einem anderen Hummer«, raunte er. Maximilian schaute mich an, dann den Kellner, dann wieder mich.

»Ich esse nur Gewinner.« Ich musste schallend lachen. Maximilian freute sich über seinen Witz. Er hatte ihn perfekt platziert, so, als hätte er ihn eingeübt. »Der gute alte Hemingway, ich liebe ihn«, fügte er hinzu. »Ich hätte gern das Wallerfilet mit Kalbskopfsoße und Schmorzwiebelmaultaschen. Dazu würden wir einen Weißwein bestellen.«

»Der Sommelier kommt sofort, Herr Hardenberg.« Kein Zweifel, Maximilian war hier bekannt, er bewegte sich auf vertrautem Terrain. Ein Heimspiel. Als der Mann mit seiner beachtlichen Weinnase an den Tisch kam, stellte Maximilian einige Fachfragen zu den Weinen, bevor er wählte. Seine Stimme war kräftig, den Namen des Weins sprach er wieder in perfektem Französisch aus, soweit ich das beurteilen konnte.

»Du sprichst also Französisch? Oder kannst du nur Essen bestellen?«

»Du meinst Wein«, erwiderte er lächelnd. »Ja, un petit.« In seinem Gesicht herrschte wieder diese ungeheure Überlegenheit. »Ich spiele dort ab und zu Polo. In der Nähe von Paris liegt eine der schönsten Domains. Im Mai verbringe ich dort meist ein verlängertes Wochenende. Und wenn man Französisch spricht, ist man klar im Vorteil.«

»Und deshalb hast du mal eben Französisch gelernt?«, fragte ich.

»Das wäre übertrieben, Sarah. Ich hatte ein Jahr lang einen Privatlehrer.« Natürlich hatte er einen Privatlehrer gehabt. Ich konnte ihn mir auch beim besten Willen nicht in einem abgeranzten Klassenzimmer der Volkshochschule vorstellen. Leute wie er lassen die Lehrer zu sich kommen. In Gedanken schweifte ich ab. Wie würde ein Leben an seiner Seite wohl aussehen? Teure Restaurants? Reisen? Wie er wohl wohnte?

»Du scheinst sehr gerne Polo zu spielen.«

»Ja, Sarah, ich liebe Polo.« Er nahm sein Champagnerglas und leerte es in einem Zug. Nun war er bereit für den Weißwein. »Ich denke, es liegt in der Familie. Schon meine Eltern hatten Pferde.« Er lächelte, als würde er meine Reaktion abwarten. »Meine Eltern züchteten Araber, so nebenbei, denn sie

41

hatten ja kaum Zeit. Stolze Tiere, für den Polosport allerdings nicht geeignet. Ich habe noch einige Araber. Alte Liebe rostet eben nicht, aber es ist nur eine Leidenschaft. Inzwischen züchte ich Criollos aus Argentinien.«

Maximilian lächelte und beobachtete den Sommelier, der den Wein öffnete und am Korken roch. Dann legte er einen Arm auf den Rücken und schenkte einen Fingerbreit Wein in Maximilians Glas. Für eine Sekunde hielt Maximilian das Glas schräg gegen das Kerzenlicht und nickte kaum sichtbar. Dann hielt er es unter die Nase und schloss die Augen, während er einatmete. Ich kannte dieses Getue von Männern um Wein, Whiskey und Zigarren. Sie konnten stundenlang darüber fachsimpeln. Mit schmalem Wissensbudget konnte man besonders in der Werbebranche weit damit kommen. Doch Maximilian, der hier vor mir saß und jetzt einen Schluck Wein nahm, sah bei der Zeremonie, die er sichtlich genoss, ungeheuer elegant aus. Ich hatte Freude daran, ihn zu beobachten. Ich mag Männer, die Leidenschaft und Genuss schätzen. Maximilian schien beides zu tun. Und dann war da ja noch diese ungewöhnliche Sportart.

Der Wein hatte die Prüfung offensichtlich mit Bravour bestanden. »Ein Sancerre«, meldete Maximilian stolz. Er schmecke köstlich, meinte er.

»Wie heißt dein Lieblingspferd?« Vor mir saß nicht nur ein Musikmanager und Polospieler, sondern offensichtlich auch noch ein Pferdezüchter.

»Mein Lieblingshengst heißt Lance«, sagte er.

»Wie viele Pferde besitzt du?«

»Im Moment?« Er machte eine Pause. »Acht Criollos und drei Araber. Ich habe nach der Jahrtausendwende angefangen zu züchten. Eine Marktlücke. Noch vor zehn Jahren haben die Polospieler ihre Pferde aus Argentinien einfliegen lassen.« Er trank einen Schluck Wein. »Das brauchen sie jetzt nicht mehr. Jetzt kaufen sie bei mir.« Er lächelte und versuchte diesem Lächeln Bescheidenheit zu verleihen. Es gelang ihm zwar nicht, ich mochte aber seine Miene, als er es versuchte.

Der Hauptgang wurde serviert. Mein gegrillter Seeteufel mit roter Zwiebel-Pfeffer-Butter und Kartoffelschaum war mehr ein Kunstwerk als ein Essen. Der Seeteufel thronte kreisrund auf dem Kartoffelschaum. Ich war versucht, ein Foto davon zu machen. Maximilian beobachtete mich, während sein Wallerfilet vor ihm angerichtet wurde.

»Lass es dir schmecken, Sarah«, sagte er und erhob sein Glas. Wir stießen an. Er schaute mir nicht in die Augen, dafür lächelte er. Ich genoss das Dinner, auch wenn ich eine Aufregung in mir spürte, die mich schnell satt werden ließ. Das hier war eine besondere Situation für mich. Ich kannte das Gefühl, nicht genug zu sein. Natürlich, ich stand im Leben, ich war erfolgreich, ich kannte die Mechanismen, und ich funktionierte. Aber am Ende war da immer ein Restzweifel. War ich genug? Maximilian gab mir das Gefühl, in diesem Moment genug zu sein. Ich war sogar mehr als das, ich war plötzlich die besondere Frau, die Auserwählte, für die sich Maximilian Hardenberg gerade mal richtig ins Zeug legte. Und das wiederum gab mir plötzlich eine Art Auftrieb, ich fühlte mich durch seine Anwesenheit aufgewertet. Man schaute zu uns herüber, an unseren Tisch.

Ja, seht her, dachte ich, dieser Mann schenkt mir seine ganze Aufmerksamkeit, er schenkt mir seine kostbare Zeit. Wer weiß, wie viele Frauen alles dafür geben würden? Immer wieder lächelte Maximilian mich an und versicherte sich, ob es mir auch wirklich schmecken würde.

»Ich glaube, in deiner Gegenwart schmeckt mir alles«, antwortete er, als ich ihn ebenfalls gefragt hatte. Wir machten Witze, ich erzählte von meiner Tochter, er noch einmal vom Polosport, von seinen Pferden und von seinem letzten Turnier in England. Er hatte bereits Prinz Charles kennengelernt. Natürlich hatte er das. Wahrscheinlich war er auch schon bei der Queen zur Teatime geladen. Offensichtlich hatte er schon viele Preise gewonnen. Ich ertappte mich dabei, wie ich in Gedanken wieder abschweifte. Ich stellte ihn mir in weißer Hose und Polohemd auf einem Pferd vor. Seine glänzenden Reiterstiefel, sein blank geputzter Helm.

»Möchtest du zum nächsten Turnier mitkommen?«, fragte Maximilian. Und wieder klang es kaum nach einer Frage, sondern eher wie eine Terminabsprache.

»Mal schauen, wie es so läuft«, erwiderte ich lächelnd und trank noch einen Schluck Sancerre.

»Ja, mal schauen, wie es läuft.« Sein Lächeln hatte jetzt etwas Anzügliches, etwas Verruchtes. Ich spürte ein Kribbeln auf meiner Haut, das mir vom Rücken bis zu den Knien hinablief. Jetzt schaute er mich an. »Wie gesagt, ich wohne im Le Meridien.« Sein Blick war auf mich geheftet.

»Ein schönes Hotel«, raunte ich.

Kapitel 4

Eigenliebe ist immer der Beginn einer lebenslangen Leidenschaft

Es war kein An-der-Hotelzimmertür-übereinander-Herfallen, es war kein leidenschaftliches Umarmen und Küssen. Es hatte etwas Geordnetes, wie wir hintereinander ins Zimmer gingen. Maximilian hängte sein Sakko sorgfältig auf einen Bügel. Im Schrank lagen mehrere T-Shirts, nach Farben sortiert. Für einen Kurztrip hatte er eine Unmenge an Kleidung mitgebracht. Faltenlos gebügelte Hemden hingen akkurat über den Bügeln. Sie waren nach Farben sortiert, wie in einem Farbzirkel von weiß bis schwarz. Ich schätzte, dass da acht Hemden in allen Farbtönen hingen. Unten im Schrank standen vier Paar Nike-Turnschuhe. Neben dem Schrank hatte er Lederschuhe aufgereiht, in allen steckte ein Schuhspanner. Sie glänzten, sahen aus wie neu, als hätte sie nie jemand getragen. Nachdem Maximilian das Sakko an die farblich richtige Stelle im Schrank gehängt hatte, öffnete er seine Krawatte und legte sie in eine Schublade des Nachtschranks. Mit einer quälend langsamen Bewegung öffnete er die Manschettenknöpfe. Ich stand hinter ihm, noch immer unschlüssig, ob ich mich jetzt auf das Bett setzen sollte oder lieber in den Sessel. Was für einen Eindruck machte es, wenn ich mich direkt aufs Bett fallen lassen würde? Ich war mir nach dieser Vorstellung mit seinem Sakko, der Krawatte und den Manschettenknöpfen, die er gerade in einem teuer aussehenden schwarzen Lederkasten verschwinden ließ, nicht mehr sicher, wie dieser Abend weitergehen würde. Er hatte mich noch keines Blickes gewürdigt, dafür betrachtete er sich jetzt selbst im Spiegel und ordnete wie nebenbei mit der linken Hand sein Haar. Dann griff er zum Telefon.

»Eine Flasche Moët-Chandon und zwei Gläser, Zimmer 523 bitte.« Er legte auf, ohne eine Antwort abzuwarten. Erst dann trat er einen Schritt zurück und schaute mich an. Maximilian lächelte, in seinen Augen lag Lust, sie flackerten.

»Dreh dich um, Sarah. Bitte. Für mich.« Was war das für ein Spiel? Ich tat es. Er sah unglaublich sexy aus, mit seinem geöffneten Hemd. Seine Brust glänzte, er war rasiert, kein Härchen zu sehen. Unter dem Hemd zeichneten sich seine Muskeln ab. Der Mann war allein durch seinen Körperbau schon ein Volltreffer. Langsam drehte ich mich zum Fenster. Ein angenehmer Schauer lief mir über den Rücken, dann spürte ich seinen Atem auf meinem Hals. Ich blieb stehen, seine Lippen berührten meinen Nacken.

Da klopfte es an der Tür. »Schade«, entfuhr es mir.

Ich spürte, wie er seinen Finger unter mein Haar schob und mir über genau den Punkt streichelte, den er gerade geküsst hatte. »Oh, nein, es ist nie schade, wenn der Champagner kommt.« Ein verschmitztes Lächeln, dann öffnete er die Tür, gab dem Kellner einen Schein, ließ die Tür ins Schloss fallen und stellte den Eiskübel mit dem Champagner auf einen kleinen Tisch.

»Jetzt wird's gemütlich«, raunte er und zog sein weißes Hemd aus der Hose. Der Korken knallte, er schenkte uns den Champagner ein und reichte mir ein Glas. Wieder schaute er mir nur eine Sekunde in die Augen, dann stieß er sein Glas an meines. Wie er so dastand, mit dem aus der Hose hängenden Hemd, sah er wie ein Popstar in irgendeinem Musikvideo aus. Wahrscheinlich hatte er nicht einen einzigen Musiker unter Vertrag, der ihm in puncto Aussehen das Wasser reichen konnte. Maximilian nahm mir das Glas aus der Hand und stellte es neben den Eiskühler auf den Tisch. Wieder strich er sich durchs Haar, dann ließ er seine Hand über meine Wange an meinen Hinterkopf gleiten, zog mich zu sich heran, und wir küssten uns. Von Gelassenheit war jetzt nichts mehr zu spüren. Unsere Zungen stürzten sich regelrecht aufeinander, seine andere Hand legte er auf meinen Po und zog mich an sich. Fest und bestimmt. Ich streifte ihm durchs Haar, schob ihn sanft von mir weg und zog sein Hemd über die Schulter. Mein Kleid fiel zu Boden, er öffnete in einer gekonnten Bewegung meinen BH. Dann hielt er kurz inne. Ich stand ohne BH, nur mit meinem schwarzen, sehr sorgfältig ausgewählten Slip vor ihm.

»Wunderschön«, sagte er, aber ich wusste nicht, was genau er meinte. Mich, meine Brüste, meinen Slip? Er war wieder ruhiger, ganz Maximilian, der Überlegene. Er reichte mir das Glas mit dem Champagner. Jetzt trat ich ganz dicht vor ihn, trank einen Schluck und stellte mein Glas wieder auf den Tisch. Dann legte ich meine Hand auf seine Brust und ließ sie bis zu seinem Gürtel hinunterwandern. Als ich seine Hose öffnete, schaute ich ihm kurz in die Augen. Die Lust war einer Art Stolz gewichen. Er schien es nicht mehr auszuhalten und drückte mich aufs Bett. Keine Zärtlichkeit mehr, kein Liebkosen. Er war so hart, wie ich es bei einem Mann noch nie erlebt hatte. Ich zerfloss geradezu auf diesem Hotelzimmerbett. Und dann dieser Schauer, diese fast unerträgliche Erregung, als er in mich eindrang. Ich stöhnte, er war vollkommen still. Hob mich hoch, zog mich an sich, hob mich auf sich drauf. Nach wenigen Minuten hatten wir es bereits in vielen Stellungen getan. Der Sex, von dem ich schon

47

geträumt hatte, als ich ihn das erste Mal durch den Raum hatte schreiten sehen, hatte etwas Pornohaftes. Ich kam, ich krallte meine Finger in sein Haar und zog seinen Kopf zurück. Dann, mitten im Orgasmus, küsste ich ihn hart auf die Lippen. Er erwiderte es und hielt mich fest. Doch was war mit ihm?

Maximilian hatte keinen Ton von sich gegeben. Gefiel es ihm nicht? Genügte ich seinen Ansprüchen nicht? Natürlich nicht. Wer mit einem solchen Mann ins Bett ging, musste in jeder Hinsicht perfekt sein. Ich war es nicht. Um ihm das Wasser reichen zu können, hätte ich täglich ins Fitnesscenter gehen müssen, nicht nur einmal die Woche. Er zog sich aus mir heraus. Er war nicht gekommen. Mit einer bestimmenden Bewegung drehte er mich mit dem Rücken zu sich. Eine Hand legte er auf mein Gesicht, mit der anderen befriedigte er sich. Ich konnte es nicht sehen, ich konnte es nur ahnen. Aus Maximilians Mund drang kein Laut. Kein Stöhnen, keine Lust. Dann spürte ich Feuchtigkeit auf meinem Rücken und dass Maximilian sich aufs Kissen fallen ließ. Ich blieb still liegen, traute mich nicht, ihn anzuschauen, schloss für einen Moment die Augen. Was war mit ihm? Mein erster Sex mit Maximilian erinnerte an einen Pornofilm, nicht aber an zwei Menschen, die miteinander schliefen, weil sie sich begehrten. Man muss sich wohl erst einmal aneinander gewöhnen, dachte ich.

Nach der Vorstellung hier im Hotelzimmer traute ich mich noch immer kaum, mich zu bewegen. Bis Maximilian mich rief. Eigentlich war es kein Rufen, eher ein deutliches Aussprechen meines Namens. »Sarah«, sagte er. »Sarah, komm duschen.«

Ich erhob mich, spürte ihn noch immer tief in mir. Er sah perfekt aus, wie er dort unter der Dusche stand, und schien gut aufgelegt zu sein. Als ich in der Tür erschien, öffnete er die gläserne Duschwand. Wasserdampf zog bereits durch das Bad. Das Wasser war so heiß, dass ich das Gefühl hatte, meine Haut würde verbrennen. Ich zuckte fast vor Schmerz, doch Maximilian schien es zu gefallen. Als er mich sah, wurde er sofort wieder steif. Er drückte mich mit dem Oberkörper an die Tür der Duschkabine. Einen Moment hielt er mich vor sich, dann drang er von hinten in mich ein. Für einen Mittvierziger war er wirklich gut in Form, schoss es mir durch den Kopf, doch dann dachte ich an gar nichts mehr und gab mich ein zweites Mal hin. Wieder kam ich schnell, denn Maximilian wusste bereits, wie er mich zum Höhepunkt bringen konnte. Ich sackte zusammen, doch er hielt mich fest. Ich konnte sehen, wie sich seine Muskeln anspannten. Dann drehte er mich um. Sein Gesicht war rot. Wir konnten kaum noch etwas sehen, so dicht war der Wasserdampf, so stark war die Hitze. Maximilian nahm meine Hand und führte sie zu seinem Penis. Ich beugte mich hinunter, wollte ihn in den Mund nehmen, doch er hielt mich davon ab, legte seine Hand fest um meine. Dann befriedigte ich ihn. Seine Hand blieb, wo sie war, machte jede Bewegung mit. Als er kam, atmete er nur einen kurzen Moment lang schneller. Er schaute nach oben, das heiße Wasser lief ihm und mir über das Gesicht. Es erregte mich so stark, dass ich es noch ein drittes Mal hätte tun können, doch ich war verunsichert. Ich schwitzte, die Hitze wurde immer unerträglicher. Dann – mit einem Ruck – wurde das Wasser kalt. Eiskalt. Wir sagten nichts, das Wasser lief über unsere erhitzten Körper, und als ich die plötzliche Kälte kaum noch aushalten konnte, drehte Maximilian den Hahn ab. Triefend standen wir voreinander. Ich, tief befriedigt und noch tiefer verunsichert. Es war ungewöhnlich mit diesem Mann. Ich schaute ihm in die Augen. Wieder hielt er nur weniger als eine Sekunde stand, dann lächelte er. »Jetzt ist alles gut.«

Ein Satz, der mich lange verfolgte.

Kapitel 5
Nichts ist dem Zufall überlassen

»Du hast dich mit ihm getroffen!«, rief Katrin. So laut, dass ich mein Handy ein Stück vom Ohr weghalten musste. Ich lenkte meinen Sportwagen gerade aus der Hotelgarage und hielt an der roten Ampel an. Ich brauchte nichts zu sagen, ich hörte ihr Lächeln. »Schön«, sagte sie. »Oder?«

»Er trägt mich auf Händen, ich fühle mich wie eine Königin. Und …« Ich stockte einen Moment.

»Und habt ihr's gemacht?«, fragte Katrin gespannt. »Nun spann mich doch nicht so auf die Folter.«

»Ja, geiler Sex.« Ich war froh, dass sie mich gerade nicht ansehen konnte. Ich war verunsichert. Zutiefst verunsichert, aber ich wollte es mir nicht anmerken lassen. Ich wollte Zeit gewinnen. Der Sex mit Maximilian war anders als das, was ich bisher erlebt hatte, darüber musste ich erst einmal nachdenken. Darüber musste ich hinwegkommen. Vielleicht musste ich ihm auch nur Zeit geben. Er hatte eine miese Trennung hinter sich, er brauchte Liebe. Wer weiß, wie lange er keine mehr erfahren hatte. War der pornohafte Sex vielleicht eine Kompensation?

»Dann ist also alles gut?«, fragte Katrin. Sie spürte es – ich klang nicht authentisch.

»Ja, alles gut.«

Katrin seufzte, man konnte ihre Erwartung auf mehr Inhalt, mehr Details spüren. »Ich weiß es nicht, vielleicht gefalle ich ihm nicht so richtig, vielleicht müssen wir uns noch aneinander gewöhnen. Ich kriege den schon hin.«

Als ich im Büro ankam, piepte mein Handy – eine SMS. Maximilian. »Sweety, jetzt hast Du gar nicht gefrühstückt.«

Ach, wie süß, dachte ich. Er kümmert sich wieder.

»Ich habe mir einen Coffee to go geholt, alles gut.« Ich überlegte, ob ich noch etwas zur letzten Nacht schreiben sollte. Vielleicht etwas Unverfängliches, irgendeinen Satz, der ihn zu einer Antwort verleiten könnte. Eine Einschätzung, ein Kommentar, eine Anspielung. Doch ich ließ es. Es hatte mir ja auch gefallen, es war nur so ganz anders als mit anderen Männern gewesen. Und ich hegte die Hoffnung, dass das nächste Mal besser werden würde, liebevoller, persönlicher. Vielleicht war es die Geilheit, die ihn so hatte handeln lassen. Vielleicht war die Ruhe in den Schritten vorher nur gespielt, vielleicht war er genauso aufgeregt wie ich gewesen. Ich schrieb nichts, ich schickte die SMS sofort raus.

Die Antwort kam nach nicht einmal einer Minute. »Ich bin schon auf dem Weg nach Berlin, habe heute viele Termine, einen nach dem anderen.«

Katrin kam ins Büro. Wir hatten gleich eine Konferenz, sie hatte die halbe Nacht gearbeitet, um die Präsentation der Werbetexte für eine neue Zeitschrift zu erarbeiten. Sie hatte alles allein vorbereitet, mir aber keinen Vorwurf gemacht. Sie freute sich aufrichtig für mich. Und doch hatte ich ein schlechtes Gewissen. »Danke, Katrin.«

Fragend schaute sie mich an. »Wofür?« Sie stellte sich diese Frage wahrscheinlich tatsächlich. Ich spürte, was für eine tiefe Freundschaft uns nach all den Jahren verband. Katrin war wirklich eine wahre Freundin. Irgendwie war ich dünnhäutig an diesem Morgen.

»Katrin, danke, nicht nur für die Arbeit, die du ganz allein gemacht hast, sondern vor allem für deine Freundschaft.« Wir waren immer ehrlich zueinander, und wir teilten viele Geheimnisse. Und doch traf dieser Satz sie unerwartet, sie wirkte verunsichert.

»Alles okay mit dir, Sarah?«

Ich hatte meinen Rechner inzwischen hochgefahren und meine E-Mails geöffnet. Maximilian Hardenberg hatte mir geschrieben. Mein Gott.

»Ich wollte dir noch kurz die Entwürfe zeigen.« Katrin legte einen Stapel Hochglanzlayouts auf meinen Schreibtisch und schaute mich gespannt an. Ich schaute nicht auf die Entwürfe, ich schaute nicht sie an, ich schaute auf die Mail. Jetzt kam vielleicht eine Erklärung für diese Nacht. Was für ein Mann. Er machte sich die Mühe, mir eine E Mail zu schicken, statt irgendetwas in sein Handydisplay zu tippen. Vielleicht war sogar ein Brief zu mir unterwegs.

»Möchtest du die Layouts einmal anschauen, bevor wir in den Konferenzraum gehen?« Katrin stand noch immer vor meinem Schreibtisch.

»Kannst du schon mal vorgehen?« Mir fiel erst viel später auf, dass ich gar nicht auf ihre Frage geantwortet hatte. Es hätte mir auffallen müssen, als Katrin den Stapel mit den Folien wieder einpackte, mein Büro verließ und in der Tür so etwas wie »Bis gleich« murmelte.

Die Mail hatte nur einen Smiley in der Betreffzeile. Als ich sie öffnete, klopfte mein Herz wie wild. Die Mail öffnete sich nur langsam, sie hatte einen Anhang. Fotos. Es waren viele. Und auf allen Fotos war er selbst drauf. Wir kannten uns drei Tage. Maximilian auf einem Pferd, im Polo-Outfit, dann eines mit mehreren Pferden, eines im Range Rover, die Beine lässig von der Ladefläche baumelnd, eine Bierflasche in der Hand, Abendsonne. Alles wie in einem meiner Werbespots. Perfekt inszeniert. Er schrieb nichts dazu. Ich scrollte hoch und runter. Nichts. Nur diese Fotos.

»Die Sitzung geht los.« Katrin wartete dieses Mal keine Antwort ab, sie steckte nur für wenige Sekunden ihren Kopf durch die Tür. Ich packte ein paar Sachen vom Schreibtisch zusammen, irgendetwas zum Schreiben, ein paar Stifte, unnützes Zeug. Das wesentliche Material hatte Katrin. Ich kannte es nicht einmal, Katrin würde diese Sitzung allein leiten müssen.

Im Konferenzraum angekommen, merkte ich, dass ich mein Handy auf dem Schreibtisch liegen gelassen hatte. Wahrscheinlich hatte Maximilian mir in der Zwischenzeit wieder geschrieben. Katrin wünschte einen guten Morgen in die Runde. Ich sprang noch einmal auf, entschuldigte mich und hastete zurück in mein Büro. Das Display meines Handys leuchtete.

»Das nächste Mal in Rot«, schrieb er. Meinte er meine Wäsche? Was für eine Anspielung. Ich ärgerte mich für einen Moment. Was fiel dem Mann ein? Wieder leuchtete mein Display. Ein Smiley, einer, bei dem das Gesicht rot war, der Mund irgendwie geöffnet. Was doch so ein vorkonfiguriertes Zeichen der Firma WhatsApp mit einem anstellen konnte. Maximilian der Spieler, der das Feuer liebte und den Sex, wenn auch auf seine ganz eigene Art und Weise. Ich packte mein Handy schnell in die Hosentasche und stürzte zurück zum Meeting. Katrin hatte bereits den Beamer eingeschaltet, die Vorhänge waren zugezogen. Man sah das Logo unserer Agentur.

Von dem, was sie sagte, bekam ich kaum etwas mit. Ich konnte auch nichts beisteuern. Mehrmals schaute Katrin mich an, wartete offensichtlich auf irgendeinen Einwurf von mir, ein weiterführendes Statement, eine Idee, eine Innovation. Eigentlich waren wir so aufeinander eingespielt, dass der andere immer etwas zu sagen wusste, wenn es beim Vortragen stockte.

»Kannst du einen Moment hierbleiben?«, bat Katrin mich, nachdem sie die Kampagne vorgestellt hatte. Jetzt mussten unsere Mitarbeiter die Schriften entwickeln, die Farben auswählen und aus den Entwürfen etwas machen, was wir nächste Woche dem Kunden präsentieren konnten. Ich bereitete mich innerlich auf eine Art Abreibung vor, auf Vorwürfe. »Hast du am Sonntag Zeit?« Ich dachte sofort an Maximilian. »Rot«, hatte er gesagt. Nein, so weit würde es nicht kommen. Ich würde nicht auf den bloßen Verdacht hin mein Wochenende für ihn freihalten.

»Ja, gern«, antwortete ich. Mehr wollte ich nicht sagen in diesem Moment, der mir unangenehm war und den ich schnell hinter mich bringen wollte.

Katrin verstand. »Ich freue mich. Ich hole dich um 10 Uhr ab. Das Wetter soll richtig gut werden.«

»Ostsee«, schlug ich vor.

»Ostsee«, wiederholte sie lächelnd. »Es wird Zeit für einen Frauensonntag.« Und ich spürte, wie gut sie mir tat, wie ich mich darauf freute, einen ganzen Tag mit meiner besten Freundin am Strand zu verbringen. Wir würden in ihrem roten Alfa Romeo Spider mit offenem Verdeck die Landstraße hinuntersausen. Um uns herum die blühenden Rapsfelder. Dazu vielleicht eine CD von Prince, unserem gemeinsamen Helden, unsere Leidenschaft.

Ich blieb noch einen Moment im Konferenzraum sitzen. Mein Handy hatte vibriert, vor mindestens zehn Minuten. Ich hatte in der Dunkelheit nicht danach greifen wollen, das helle Display wäre aufgefallen, hätte provoziert, es war schon so peinlich genug, dass ich mich verhielt wie ein kleines Mädchen. Damit musste Schluss sein. »Sitze in Berlin mit einem Geschäftspartner im Borchardt. Erst mal Champagner bestellt und Austern.«

»Das kannst Du? Wenn ich nur an Alkohol denke …«, antwortete ich. Immerhin hatten wir in der letzten Nacht zwei Flaschen Champagner und eine Flasche Wein getrunken – Maximilian allerdings den Großteil davon. Ich hatte einen Kater, er scheinbar nicht.

»Würde ich lieber mit Dir essen und trinken«, schrieb er.

Ich schickte einen Smiley zurück und ging in mein Büro.

Den ganzen Tag über lebte ich in zwei Leben. In meinem, das nur noch schemenhaft an mir vorbeizog, und in Maximilians, der mich ständig darüber informierte, wo er war. Ich erfuhr, dass er sich Sommerreifen für 4000 Euro hatte aufziehen lassen. Dass er den Manager einer britischen Popband traf, der ihm verkündete, dass die Band ihren Hit für einen unverschämt hohen Betrag der Werbung zur Verfügung stellen würde und dass er der Erste sei, der das erfahren hatte. Sie kannten sich seit Jahren, »Buddys«, schrieb er. »Jetzt aber noch schnell ins KaDeWe, meiner Tochter ein Geburtstagsgeschenk kaufen.«

Er hätte nicht viel Zeit, er müsse gleich zur Aufsichtsratssitzung und abends käme der neue Pferdepfleger. Sein Leben, das stand an diesem Tag unterm Strich, war eine Hetzjagd. Er schien darin aufzugehen. »Denke gerade an Deinen sexy Arsch, obwohl ich hier in der Aufsichtsratssitzung bin.«

Ich konnte gar nicht auf jede WhatsApp-Nachricht antworten, so schnell gingen sie bei mir ein. Wie arbeitete der Mann denn noch bei alledem? Er musste ein Multitaskinggenie sein.

Abends, ich war schon zu Hause – Sophie hatte sich gefreut, mich zu sehen, wir wollten zusammen einen Film gucken –, erfuhr ich, dass er am Wochenende nach London müsste. »Du weißt ja, diese Popband :)«

»Ich hätte eh keine Zeit, bin mit Katrin verabredet. Wir wollen an die Ostsee.« Ich war froh, ihm so etwas schreiben zu können. Ich wollte ihm nicht das Gefühl geben, ich stände immer zur Verfügung.

Sophie sah mich an. »Mama, du siehst verändert aus, und du guckst ständig aufs Handy.«

»Echt?«, sagte ich. »Bin ein bisschen übermüdet.«

»Und deshalb guckst du aufs Handy?« Ich steckte es in die Tasche, aber Sophie war noch nicht fertig. »Und bei mir meckerst du immer.« Sie machte eine Pause. »Ich sage es ja nur, kannst ja machen, was du willst.«

»Wie geht es Ron?«

Sophie sah verzückt aus. Schön, wie man Teenager so schnell für ein anderes Thema begeistern konnte. »Ich nehme jetzt Surfstunden auf Sylt. Am Wochenende geht es los.«

»Toll«, sagte ich und meinte es auch so. Eine Jugendliebe, unbeschwert, nur um das Heute kümmern, keine langfristigen Pläne, keine Termine, noch keine dramatischen Risse in der Seele. »Genieß das Leben«, entfuhr es mir, und ich hörte selbst den melancholischen Unterton. Er war nicht beabsichtigt gewesen.

Mittlerweile waren wir ins Wohnzimmer umgezogen. Sophie schob die DVD »Ein gutes Jahr« in den Player. »Ein Frauenabend«, meinte ich lachend und drückte meine viel zu schnell groß gewordene Tochter an mich. Wir holten die große Wolldecke, sie kuschelte sich ein, und dann schwärmten wir für Russell Crowe. Ständig hörte ich mein Handy brummen. Es gab noch anderes in meinem Leben. Momente wie diesen hier. Familie. Maximilian hatte doch auch eine, hatte ein Geschenk für seine Tochter gekauft. Er war so früh zurückgefahren, um für sie zu kochen. Aber er war ja auch essen gewesen, mit diesem Manager. Wie schaffte er das bloß alles? Wie sähe ein Leben an seiner Seite wohl aus? Immer so hektisch? Wollte ich das? Der Film endete. Ein Satz hatte sich mir an diesem Abend eingeprägt. Der Chef einer Londoner Investmentfirma stand in seinem Büro, vor ihm Russell Crowe, den er gerade bewegen wollte, nach seinem Ausflug in die Provence wieder in das Geldgeschäft einzusteigen. Er zeigte Russell Crowe ein Gemälde von van Gogh, um ihm zu verdeutlichen, dass er sich sogar solche Dinge leisten könnte, wenn er wieder an der Börse spekulieren würde. »Es ist natürlich eine Fälschung«, sagte er. »Das echte liegt im Safe.« Russell Crowe schaute ihn lange an. »Wann sehen Sie das Original?«, fragte er. Keine Antwort. Als ich schon im Bett lag, las ich eine letzte WhatsApp-Nachricht von Maximilian. »Muss morgen früh hoch. Gesellschafterversammlung. Dicken Kuss. Du weißt schon, wohin.«

Kapitel 6
Willst du etwas gelten, mach dich selten

Dann ging ich das erste Mal durch die Hölle.

Ich bekam eine SMS. »Muss heute nach London, sitze in der Lufthansa-Lounge.« Er schickte eine zweite. »Habe gerade Champagner bestellt und trinke auf Dich.«

»Oh, da wäre ich gerne dabei«, schrieb ich zurück. Inzwischen hatte ich mich in puncto Alkohol regeneriert, mir gefiel die Vorstellung.

»Hast Du schwarze Stiefel?«

»Ja«, schrieb ich, und daraufhin bekam ich noch einen Smiley. Ich lächelte und dachte plötzlich wieder an seinen Körper.

Ich ignorierte den Smiley und wünschte einen guten Flug. Daneben setzte ich einen Kussmund aus meinem Grafiksortiment. Und das war's. Ich hörte von da an nichts mehr von ihm. Kein Ich-bin-gut-gelandet, kein Ich-vermisse-dich, kein Ich-rufe-dich-später-aus-dem-Hotel-an. Ich wusste, dass die Maschine noch am Morgen landen würde und ich erwischte mich dabei, wie ich die Nachrichtenlage checkte. Ein Absturz? Ein entsetzlicher Unfall? Nichts. Niemand würde mich benachrichtigen, ich spielte noch keine Rolle in Maximilians Leben. Ich kannte niemanden aus seinem Umfeld, weder Freunde noch Familie, ich wusste im Grunde noch kaum etwas über ihn. Es würde mich also niemand benachrichtigen. Dann schaute ich auf die Website des Flughafens London Heathrow. Die Lufthansa-Maschine war vor zwei Stunden gelandet. Den Zeitunterschied hatte ich einkalkuliert.

Immer wieder schaute ich aufs Handy. War es nicht seine Aufgabe, mich zu informieren? Ich wusste, wann er Austern aß, ich wusste, wann er Champagner bestellte (manchmal schon morgens), ich wusste sogar, wann er in welchem In-Restaurant mit wem saß. Er teilte sich immer mit. Und jetzt wollte ich einfach nur wissen, ob er heil und gut gelandet war. Dieses Verhalten passte nicht zu ihm. Ich begann mir Sorgen zu machen. Vielleicht war er krank. Vielleicht war er schon im Flugzeug krank geworden? Ein Herzinfarkt? Es wäre kein Wunder bei seinem Arbeitspensum. Ich schaute in meinen WhatsApp-Account. Er war online gewesen. Vor zwei Minuten war er online gewesen. Er hatte offensichtlich Kontakt zu irgendjemandem, aber nicht zu mir.

Dann hatte ich selbst Termine. Wieder bekam ich nur die Hälfte mit. So konnte es nicht weitergehen. Darüber würde auch Katrin am Sonntag sicher mit mir sprechen wollen. Schonend, auf diese verständnisvolle Art, wie sie eben war. Sie sah, wie ich ständig auf mein Handy schaute. Schließlich hielt ich es nicht mehr aus. Ich schrieb: »Bist Du gut gelandet? Dachte, Du meldest Dich.« Ich überlegte einen Moment, dann löschte ich den Zusatz »Dachte, Du meldest Dich.« Ich wollte nicht zu aufdringlich sein, der Mann hatte Termine.

Wieder diese Stille. Vor wenigen Minuten war er online gewesen. Offensichtlich kontrollierte er ständig seine Nachrichten. Zweifellos hatte er meine gelesen, aber die Antwort blieb aus. So ging es den ganzen Tag. Ich schrieb eine WhatsApp-Nachricht, ich löschte sie wieder, war mehrmals kurz davor, eine rauszuschicken, aber ich tat es nicht. Ich wollte meinen Stolz behalten und vor allem nicht nerven, keine Klette sein. Nach nur wenigen Tagen hatte ich mich so an den ständigen SMS-Kontakt gewöhnt, dass ich sogar schon ein bisschen süchtig danach war.

Es wurde Abend, es war kurz vor 20 Uhr. Wenn er jetzt im Hotel war, würde er sich sicher melden. Noch vor dem Dinnertermin, das würde passen. Wieder nichts. Stille auf meinem Handy. Ich wollte nicht ständig draufschauen, lenkte mich ab, schaute einen Film auf DVD. Es gelang mir, hundertzwanzig Minuten lang nicht aufs Handy zu schauen, ich tat es erst wieder, als der Film zu Ende war. Es hatte sich nichts verändert. Ich trank noch ein Glas Rotwein, dann ging ich ins Bett. Meine Laune war auf dem Tiefpunkt angelangt. An Schlaf war nicht zu denken, ich wälzte mich herum, fand keine bequeme Lage, zerdrückte mein Kissen, schlug darauf ein, war den Tränen nahe. Ich ärgerte mich über mich selbst, alles war plötzlich eine einzige Qual. Immer wieder schossen mir die verrücktesten Gedanken durch den Kopf. Schließlich schaute ich doch noch auf mein Handy. Ich hatte es direkt neben mir auf den Nachtschrank gelegt, man wusste ja nie. Es war 1 Uhr nachts. Hatte er vielleicht doch geschrieben? Ich hatte das Handy extra nicht lautlos gestellt, hoffte, der Piepton würde mich irgendwann in der Nacht erlösen. Ich würde nicht antworten, er sollte sehen, wie das war. Aber war ich nicht zu alt für solche Spielchen? Das letzte Mal war er um 22:20 Uhr online gewesen.

Schreib mir, schreib mir. Bitte, Maximilian. Was habe ich getan? Was läuft gerade schief?, dachte ich. Ich legte mich wieder hin. Die Nacht des Wühlens, der Unruhe, sie ging weiter. Meine Gedanken rasten. Ich ging jede Minute der vergangenen Tage durch. Wann hatte ich etwas getan oder gesagt, das ihn verletzt haben könnte? Was hatte ihm nicht gefallen? Sollte ich noch einmal schreiben? Würde es ihm auf die Nerven gehen? Ich war nie eine Klette gewesen, ich würde keine sein. »Versprochen«, sagte ich laut zu mir selbst, dann drehte ich mich auf die andere Seite und schloss die Augen. Kurz darauf stand ich wieder auf, trank ein Glas Wasser. Selbst im größten Stress hatte er mir ständig geschrieben, auch wenn sein Termin super wichtig gewesen war. Und jetzt? Vielleicht hatte er mich vergessen. Vielleicht spielte ich gerade einfach keine Rolle. Aber wie war das möglich? Wir waren frisch verliebt. Ich fühlte mich jung wie nie. Das Leben war so gut zu mir. Und nun das. Wie aus dem Nichts.

Dann tat ich es. Dem Wahnsinn nahe, rief ich ihn an. Die Mailbox. Maximilian hatte sein Handy ausgeschaltet. Er hatte sich ausgeloggt aus dieser Nacht, aus diesem Rausch, aus meinem Leben? Es wäre auch zu schön gewesen.

Der Samstag wollte nicht vergehen. Ich war einkaufen und ließ mein Handy extra im Auto liegen. Ich wollte mich konzentrieren, wenigstens zwanzig Minuten lang. Die Abhängigkeit musste bekämpft werden. Doch das machte es nur noch schlimmer. Ich raffte im Supermarkt alles zusammen und wollte schnell zurück zum Auto. Vielleicht hatte er sich gemeldet, die kurze Pause zwischen zwei Terminen ausnutzend, um mich anzurufen, meine Stimme zu hören. Doch wieder nichts. Am Nachmittag begann ich mich zu betrinken. Eine Flasche Rotwein. Allein, weinend vor dem Fernseher. Schließlich siegte die Müdigkeit, ich schlief tatsächlich ein. Unruhig, quälend unruhig, und doch wie betäubt.

Dann der nächste Morgen. Immer noch keine SMS, keine WhatsApp-Nachricht, kein Anruf. Es klingelte, Katrin stand vor meiner Haustür. Gut gelaunt, eine Sonnenbrille im Haar, nach irgendeiner teuren Sonnenmilch riechend. Sie sah es sofort. In ihrem Blick lag Besorgnis. »Geht es dir nicht gut?«

»Doch, doch, doch.« Meine Stimme brach, ich überspielte es mit einem Nicken, versuchte ein Lächeln. Man sah mir den Schlafentzug an, als ich vor dem Spiegel stand und mein Haar richten wollte. Ich sah schrecklich aus. Eilig packte ich ein paar Sachen in meine Handtasche. Hauptsache, das Handy war aufgeladen. Alle Balken leuchteten, es würde den Tag über halten.

Es war warm. Katrin hatte das Verdeck ihres Cabrios bereits geöffnet. Aus den Boxen drang »Most Beautiful Girl in the World«, für einen Moment stieg meine Stimmung. Die Sonne, die Musik, ein Sonntag mit meiner besten Freundin lag vor mir. Doch diese Stimmung hielt nicht lange. So unauffällig wie möglich schaute ich noch einmal aufs Handy, als ich mich auf den Beifahrersitz setzte und Katrin um das Auto herumging. Sie trug eine abgeschnittene Jeans und ein weißes Top. Jeder Mann würde zweimal hinschauen. Sie war ein Blickfang. Und ich? Wie eine Schrulle sah ich neben ihr aus. Nicht einmal geschminkt hatte ich mich. Ich zog den Sonnenschutz runter, holte mein Schminktäschchen raus und begann mich in Form zu bringen. Zumindest äußerlich. Eine rote Ampel, wieder der Blick auf das Display. Die kleine Zeitanzeige und die Buchstaben beherrschten mich. Ein Gespräch mit meiner Freundin Katrin war kaum möglich. Wir schwiegen, dann lächelte sie mich einfach an und drehte die Musik aus.

»Erzähl doch mal, Sarah.« Sie hatte ein Recht, alles zu erfahren. Sie war nicht nur meine Freundin, sondern auch meine Partnerin, sie sollte wissen, warum ich in den letzten Tagen in unserer Agentur keine Hilfe gewesen war.

Ich begann zu erzählen, die ganze Geschichte, alles sprudelte aus mir heraus. Erst als ich fertig war, sagte sie: »Warum machst du dir Sorgen? Der ist da geschäftlich in London, vielleicht weiß er gar nicht, wo ihm der Kopf steht. Er muss doch eine Firma leiten.«

»Aber …«

»Pssst«, sagte sie. Dann schaltete sie die Musik wieder ein. »Little Red Corvette.« Grüne Wiesen, Kühe auf den Weiden, eine Hügellandschaft. Schönheit. Mein Handy vibrierte. Endlich. Ich konnte es nicht fassen. Sofort griff ich danach, mein Herz schlug, nein, es hämmerte, meine Hände wurden sofort feucht. »Spiegel Online meldet: Trainerrauswurf beim HSV.« Ich hätte mein Handy aus dem Wagen werfen können. Plötzlich war die Schönheit der Ostsee, die jetzt vor uns aufgetaucht war, trügerisch. Flimmernd lag die Straße vor uns. Die ersten heißen Sommertage. Juni. »Vielleicht hat er keine Flatrate?«, sagte Katrin, die meine Aktion genau beobachtet hatte.

»Der? Keine Flatrate? Geld sparen?« Ich musste das erste Mal lachen, ein bitteres, heiseres Lachen. Wieder ein Blick auf mein Handy. Er war online gewesen. Vor genau zwei Minuten. »Kannst du mal rechts ranfahren?«, bat ich Katrin. »Ich muss telefonieren.« Sie lächelte.

Ich war gerade einmal ein paar Meter vom Auto weggegangen, als ich schon Platz eins in meiner Favoritenliste drückte. Es klingelte. Einmal, zweimal, dreimal. Meine Stimmung sank. Ich hätte auch nicht mehr gewusst, was ich hätte sagen sollen. Nach neunmaligem Klingeln ging die Mobilbox ran. Schon seine Stimme zauberte mir irgendein Ungeheuer in die Magengrube.

»Hey, ich bin's, Sarah. Ist alles okay bei dir? Ich mache mir Sogen. Melde dich mal, ich habe so lange nichts von dir gehört.« Für den letzten Zusatz, »lange nichts von dir gehört«, schämte ich mich schon, noch bevor ich wieder aufgelegt hatte.

Ich setzte ihn damit vielleicht unter Druck. Er könnte denken, ich sei eine Klette. Nein, das war ich nicht, und außerdem war es zu spät. Mein Glück lag jetzt in der Interpretationsfähigkeit dieses Mannes, der ein mieses Spiel mit mir trieb. Mit langsamen Schritten ging ich zurück zum Auto.

»In zehn Minuten sind wir am Strand«, sagte Katrin. Noch ein Blick aufs Handy. Ich öffnete WhatsApp. Er war online. Auf meinen Anruf hatte er nicht geantwortet, aber er schrieb irgendjemandem Nachrichten. Ich musste sofort wieder vernünftig werden, den Dingen nicht zu viel Bedeutung beimessen. Die dunklen Wolken, die sich über die rosafarbenen schoben, auf denen ich gerade schwebte, mussten weg. Ich überlegte. Er wird in einem Geschäftstermin stecken. Wichtige Verhandlungen. Vielleicht hat er nur kurz unter dem Tisch auf sein Handy geschaut.

Katrin streckte mir die Hand entgegen. Ich schaute sie fragend an. »Dein Handy. Gib es mir. Heute ist Frauensonntag.« Als ich es ihr reichte, wusste ich, was sie meinte. Ich konnte sie verstehen, aber es war, als würde ich einen Körperteil von mir weggeben. Ich spürte ein Stechen in der Magengrube. »Danke«, sagte Katrin und ließ es in ihrer Handtasche verschwinden.

Endlich Sonne, endlich ein Tag am Strand. Wir genossen es. Wir sprachen viel über unsere Agentur. Die Zahlen sahen nicht gut aus. Wir brauchten dringend neue Kunden. Ich entschuldigte mich für die letzten Tage. »Schon gut«, sagte Katrin, »es ist okay.« Ich fand es nicht okay, das sagte ich ihr auch und versprach, dass es besser werden würde. Ganz sicher. Katrin winkte ab und kaufte uns Dosenprosecco.

Der Tag verging, die Sonne ging unter, schließlich lachten wir wieder wie früher. Es machte Spaß und als wir zum Auto kamen, vollgetankt mit Sonne und diesem Prickeln auf der Haut, bekam ich mein Handy zurück. Keine Nachricht. Ich öffnete WhatsApp. Maximilian war heute Morgen zuletzt online gewesen, seitdem nicht mehr. Ich hatte nichts verpasst. Gar nichts. Im Gegenteil. Ich hatte einen schöneren Tag verbracht, als ich es noch vor Stunden für möglich gehalten hatte. Dank der heilenden Kraft einer Freundin, die alles verstand. Ich nahm Katrin in den Arm und drückte sie ganz fest, dann stiegen wir ein und fuhren nach Hause.

Auch am Abend nichts. Ich war wütend. Auf Maximilian, aber viel mehr auf mich, dass ich der Sache so viel Gewicht gab. Wie konnte ein Mann, den ich erst seit wenigen Tagen kannte, ein Mann, mit dem ich einmal im Bett gewesen war, einen solchen Einfluss auf mein Leben nehmen? Das würde jetzt vorbei sein. Nicht nur Katrin wollte die alte Sarah zurück, ich auch. Und so schlief ich ein, mein Handy hatte ich auf dem Küchentisch liegen lassen.

Als es am nächsten Morgen tatsächlich klingelte, wusste ich sofort, dass er es war, der anrief. Ich ließ es lange klingeln, bevor ich ranging.

»Hey, was ist denn los? Musst dir doch keine Sorgen machen. Alles gut. Hatte viel zu tun.«

In mir hatte sich eine Mischung aus Fassungslosigkeit, Traurigkeit und seit gestern auch einer Art Fatalismus breitgemacht. Ich spürte den Knoten im Magen, irgendetwas war nicht rund, irgendetwas stimmte nicht mit diesem Mann.

»Warum hast du dich nicht gemeldet?« Es klang forsch, unfreundlich, fordernd.

Er ignorierte meinen Ton, meine Worte, meine Wut, sprach ganz sanft und nett, war wieder ganz der Maximilian aus dem

Restaurant. Der Gentleman. »Stell dir vor, ich habe Elton John getroffen. Er will für uns arbeiten.«

»Nicht zu fassen«, sagte ich.

»Ja, ich musste viele Leute treffen, viele in die Spur bringen. Wir brauchen doch mal wieder einen der Big Names. Könntest du auch von profitieren.«

»Ach ja?«

»Es ist spät geworden, ich war in diesem neuen Klub von David Guetta. Abgefahren, da müssen wir mal zusammen hin.«

Ein Klub, London, Elton John, das alles war gerade so weit weg für mich. Maximilian klang begeistert, euphorisch, voller Tatendrang, so als sei nichts gewesen. Vielleicht war ja auch nichts gewesen. Was wollte ich ihm schon unterstellen? Er schien vollkommen unbedarft. Vielleicht war er einfach so. Vielleicht trennte er zwischen Job und Privatleben. Jetzt war er wieder da. Und war das nicht die Hauptsache? War es nicht das, was unterm Strich zählte? Er hatte mich angerufen, schien verliebt zu sein. Seine Stimme klang sanft. Und plötzlich wurde mir klar: Ich hätte ihn nicht fragen sollen, warum er sich nicht gemeldet hatte. Es hatte vielleicht etwas zerstört, was noch zu jung für den Tod durch nervige Fragen war. Das zarte Pflänzchen der Zuneigung zwischen uns, wie überlebensfähig war es schon? Und ich wusste in diesem Moment noch etwas. Ich würde ohnehin niemals eine Antwort auf meine brennenden Fragen bekommen. Ich sollte mir jetzt keine Blöße geben, nein, ich stand im Leben, war nie eine Klette gewesen und nie eifersüchtig. Ich wollte meine Freiheit, und die wollte ich auch meinem Partner zugestehen. Und so antwortete ich mit einem begeisterten Ja, als er sagte: »Ich würde dich gerne zu mir nach Berlin einladen. Zu mir nach Hause. Nur wir beide. Am nächsten Wochenende!«

Kapitel 7
Perfekte Menschen haben keine Fehler

Maximilian steckte den Schlüssel ins Fahrstuhlschloss. Er war der Einzige, für den der Fahrstuhl in das fünfzehnte Stockwerk fuhr. Und genau das taten wir jetzt. Fast lautlos schloss sich die Fahrstuhltür, Maximilian schaute mich an wie ein stolzer Junge. Ein Lächeln umspielte seine Lippen, seine Augen leuchteten. »Bereit, Sarah?«

Ich nickte. Der Fahrstuhl setzte sich in Bewegung. Maximilian ließ seine Hand eine Sekunde auf meinem Unterarm liegen, bevor er den Schlüssel aus dem Schloss über den Fahrstuhlknöpfen zog und ihn in seine Manteltasche gleiten ließ. Mit einer sanften Bremsbewegung kam der Fahrstuhl zum Stehen. Die Tür öffnete sich geräuschlos, Maximilian bedeutete mir wie ein Hotelportier, in seine Wohnung zu treten. Der Anblick war gigantisch. Eine Inszenierung. Wie in einem dieser Wall-Street-Filme, in denen man durch eine Vollverglasung über die Stadt schauen konnte. Maximilians Penthouse erstreckte sich über das gesamte Stockwerk, auf einer Fläche von mindestens dreihundert Quadratmetern. Eine große weiße Sofalandschaft aus Leder bildete das Herzstück eines Wohnzimmers, in das meine gesamte Wohnung gepasst hätte. Die Bulthaup-Küche war von diesem Raum nur durch eine Milchglasscheibe getrennt, die man komplett zur Seite schieben und in der Wand verschwinden lassen konnte. Natürlich gab es eine Bar. Ein monströser Fernseher hing an der Wand, Boxen standen auf kleinen Podesten daneben und waren Richtung Sofalandschaft ausgerichtet. Sie versetzten die Wohnung innerhalb von Sekunden in einen Konzertsaal. Maximilian hatte mit seinem Handy Bryan Ferry eingeschaltet. »Slave to love«. Welch Ironie.

An den Wänden hingen grobkörnige Schwarz-Weiß-Fotos, die Maximilian bei unterschiedlichen Poloturnieren zeigten. »Ein Geschenk von Anton Corbijn«, erklärte er lächelnd. »Meine Wall of Fame.« Er versuchte, dem Satz Ironie zu verleihen. Es gelang ihm nicht.

»Champagner«, flüsterte er in mein Ohr und biss mir dabei kurz ins Ohrläppchen. Ein Schauer überlief mich. Ich wusste, dass Maximilian keine Frage stellte, ich wusste, dass er die Flasche auch ohne meine Zustimmung entkorken würde. Erst als ich mein Glas in der Hand hielt und Maximilian mir ein »Herzlich willkommen« zuraunte, war ich bereit für die nächste Entdeckung in diesem Luxuspenthouse. Eine Plexiglastreppe führte ins Dachgeschoss.

»Nehmen wir ein Bad!« Maximilian nahm meine freie Hand und zog mich sanft hinter sich die Treppe hinauf. Er öffnete die Tür, und Chlorgeruch stieg in meine Nase. Das Schwimmbad war bereits in ein dezentes Licht getaucht. Durch die verglaste Wand konnte man bis auf die andere Seite der Stadt schauen. Ein Lichtermeer. Irgendwo in der Mitte der Funkturm. Niemand konnte uns sehen, das Penthouse überragte die Gebäude um uns herum. Ich spürte, wie Maximilian den Reißverschluss meines Kleides öffnete. Langsam, unerträglich langsam. Es war heiß gewesen. Außer einem schwarzen Spitzen-BH trug ich einen dazu passenden und sorgfältig ausgewählten Slip. Mein schwarzes Kleid strich über meinen Körper und legte sich um meine nackten Füße. Maximilian nahm mir das Glas aus der Hand. »Zu dumm«, sagte er auf seine verführerische Art. »Jetzt habe ich gar keinen Bikini für dich.«

»Das ist aber auch ein Pech.« Ich wandte mich zu ihm, als ich das sagte, und küsste ihn auf den Mund.

»Atemberaubend«, raunte ich, als ich an das Fenster trat und über die Stadt mit all ihren Lichtern sah.

»Atemberaubend? Atemberaubend bist du, Sarah«, sagte Maximilian. Sein Sakko hatte er bereits ausgezogen. Mit einem gekonnten Griff lockerte er die Krawatte und öffnete sein Hemd. Ich legte meine Hand auf seine nackte, braungebrannte Brust und öffnete die restlichen Knöpfe. Meine Hand ließ ich hinunter bis zu seinem Gürtel gleiten. Dann sah ich ihn an, doch er erwiderte meinen Blick nicht. Er schaute auf die Stadt. Mit einer bestimmenden Bewegung drehte er mich immer wieder um, genau wie damals im Hotel, sodass ich ebenfalls aus dem Fenster schaute. Er stand hinter mir. Wir spiegelten uns in der großen Scheibe, er öffnete meinen BH. Dann spürte ich seine Hände auf meinem Po, wie er unter den Slip strich und ihn langsam zu Boden zog. Jetzt stand ich nackt vor ihm. Er vergrub sein Kinn in meinem Haar. Dann hörte ich das Klicken seines Gürtels. Bewegungslos stand ich vor dem gigantischen Fenster, gebannt von diesem Bild und der Atmosphäre. Ich drehte mich zu ihm um. Mit unendlich langsamen und ruhigen Schritten ging er zu einem Anzughalter hinüber, der wie ein Fremdkörper in dem Schwimmbad wirkte, dann aber wiederum auch eine Selbstverständlichkeit in der Welt eines Maximilian ausstrahlte. Er hängte sein Hemd darüber, strich noch einmal über die Schultern, um sicherzugehen, dass es glatt hing, keine Falten warf. Dann zog er seine Hose aus und hängte sie mit einer ebenso fast dramatisch langsamen Bewegung über den Hosenbügel darunter. Er schaute kurz zu mir rüber, dann streifte er die Boxershorts ab und kam auf mich zu. Maximilian hatte eine Erektion. Ich ließ mich von ihm hochheben, und wenige Sekunden später war er in mir. Ich schlang meine Beine um ihn und stöhnte. Er nicht. Er sagte nur ganz ruhig: »Schau dir das an.« Dann drehte er uns seitlich zum Fenster. Ich sah wieder die Stadt. Er schob mich erst sanft und langsam nach oben und ließ mich dann an sich heruntergleiten. Dann verstärkte er seine Stöße. Ich kam schnell und gewaltig. Überall breitete sich Hitze in meinem Körper aus. Maximilian sagte kein Wort, dann hob er mich hoch und glitt aus mir heraus. »Dreh dich um, bitte.« Ich tat es, und er stand hinter mir. Dann konnte ich hören, wie er sich selbst befriedigte. Ich traute mich nicht, mich wieder umzudrehen, selbst als ich spürte, wie sein Sperma auf meinen Rücken spritzte und an mir herunterlief. »Und jetzt gehen wir schwimmen, aber du musst zuerst duschen.« Er lachte.

Das heiße Wasser lief an uns herunter, als ich meinen zweiten Orgasmus in weniger als einer halben Stunde hatte. Wieder zog er sich aus mir heraus, lautlos. Die Scheiben der Duschwand waren so beschlagen, dass ich nicht sehen konnte, ob er sich ein zweites Mal befriedigte, aber ich bezweifelte es. Gehört hätte ich es ohnehin nicht, denn es wäre vollkommen lautlos passiert. Ich kam darüber nicht hinweg. Was war mit ihm? Ich lauschte noch einen, Moment dem Wasserrauschen der Regendusche, bis er zu mir trat. Mit einer gekonnten Handbewegung knotete er sich ein Handtuch um die Hüften.

»Schade«, meinte ich lächelnd. Es blitzte auf in seinen Augen. Auch er lächelte und schaute in den Spiegel, den er mit einem Tuch abwischte, das auf einem kleinen Haken direkt neben dem Spiegel hing. Konnte es sein, dass dieses Tuch nur diesen einen Zweck erfüllen sollte? Nach einem kurzen Bad im Pool zogen wir uns an. Komplett. Maximilian schlüpfte in eine Jeans und zog ein weißes Hemd darüber. Trotz seiner Lässigkeit wirkte er, als wolle er noch einmal das Haus verlassen. Selbst in diesem, für seine Verhältnisse legeren Look, würde man ihm auf der Straße nachschauen. Kein Zweifel – er war ein Hingucker.

Dann standen wir in der Küche. Wieder sah es aus wie in einem Hochglanzfilm, als er die zweite Champagnerflasche öffnete. Er reichte mir ein Glas. »Du willst mich wohl betrunken machen«, sagte ich.

Er lächelte. »Für die nächste Runde vielleicht.«

Ich spürte ein leichtes Stechen im Unterleib. Ich glaubte, ein drittes Mal würde ich es nicht überstehen, auch wenn ich mit diesem Mann in diesen Tagen am liebsten nichts anderes getan hätte. Und dann war da noch dieses Geheimnis. Warum wollte er nicht in mir zum Höhepunkt kommen? Warum zog er sich jedes Mal kurz vor dem Orgasmus heraus? Ich empfand das als unbefriedigend, war irritiert und verunsichert. Bisher war ich jedes Mal gekommen, intensiv, hemmungslos. Ich wusste nach den wenigen Malen, dass er darauf stand. Maximilian verstand es, mich zu nehmen. Er kannte alle Tricks. Er war dominant und unglaublich potent. Jetzt kribbelte es unter meiner Haut, vermutlich wurde ich rot.

Doch Maximilian sah mich nicht an. Er hatte wie nebenbei die Spülmaschine geöffnet. Jede Gabel nahm er einzeln aus dem Besteckkorb. Mit einem schneeweißen Handtuch polierte er sie und sortierte sie dann in eine Besteckschublade, in der für jede dieser Gabeln eine Extramulde eingebaut war.

Selbst in einer einfachen Küchenschublade gab es eine pedantische Ordnung. Die Küchenmaschine stand poliert in einem Regal, auch hier herrschte dezente Beleuchtung vor. Alles in dieser Küche hatte seinen Platz, alles blitzte. Die Kaffeemaschine thronte wie eine Königin auf einer Erhöhung neben dem glänzenden Kühlschrank aus Stahl. Auf der anderen Seite standen Weinkühlschränke mit Temperaturanzeigen. Einer für Rot-, der andere für Weißwein. Man hätte sich nicht getraut, irgendwo eine Tasse oder einen Becher stehen zu lassen. Es sah aus wie in einem Labor, eine gewisse Kälte ging von diesem Raum aus. Doch ich hatte noch nicht alles gesehen. Eine weitere Treppe führte in ein sogenanntes Kellergeschoss, soweit das bei einem Penthouse möglich war. In Wirklichkeit war es eine Art Zwischengeschoss. Ich dachte für einen Moment, dort würde es aussehen wie in einem Keller, dort würden all die unnützen Dinge stehen, die gerade nicht ins Leben passten. Vielleicht gäbe es dort Bücherregale, alte Möbel oder Kartons. Doch nichts dergleichen fand ich vor, als Maximilian seine Schuhe in den Keller brachte und mich mitnahm. Auf einem silbernen Chromregal standen seine Schuhe. Wieder, wie vor wenigen Tagen im Hotel, waren sie nach Farben sortiert. Doch anstatt die Schuhe, die er an diesem Tag getragen hatte, an den leeren Platz zwischen die anderen zu stellen, legte er sie umgedreht auf eine weiß glänzende Ablage. Wie in einem Hobbykeller hingen Schuhbürsten an der Wand, fein säuberlich nach Größen sortiert. In einem Glasschrank standen Schuhcreme und Pflegemittel, die Scheiben des Schranks waren poliert, auch die Chromleisten.

»Meine Haushälterin hat aufgeräumt. Gib mir deine Schuhe«, bat er mich lächelnd. Ich streifte sie von den Füßen. »Morgen, wenn du losmusst, werden sie geputzt sein. Almar wird das erledigen. Dies ist ihr Reich.«

Ich schaute mich um. Eine große Bügelmaschine, eine Waschmaschine, Wäschetrockner und eine Eismaschine standen hier. Alles sah unbenutzt aus, alles wie neu. Der Keller wirkte wie ein Showroom für Haushaltswaren. Maximilian griff unter den weißen Tresen und zog vier Schuhspanner hervor. Sie passten perfekt. Ich konnte mir ausrechnen, wie oft die Schuhe geputzt wurden, möglicherweise nach jedem Tragen. Almar war vermutlich froh, wenn Maximilian seine geliebten Nike-Turnschuhe trug.

An diesem Abend betrat ich das erste Mal sein Schlafzimmer. Ein ausladendes Designerbett aus schwarzem Metall stand in der Mitte. Das Bett war frisch mit weißer Bettwäsche bezogen. Über eine Wand zog sich ein gigantischer Spiegel mit einem breiten Goldrand. Er hing einige Zentimeter nach vorne geneigt. Man wird sich in jeder Position vom Bett aus sehen können, dachte ich schmunzelnd. Dass Maximilian eine Art Körperkult pflegte, war mir inzwischen bewusst geworden. Aber hier – und ich musste natürlich an Sex denken – würde er jede seiner Bewegungen und vor allem meiner Bewegungen im Spiegel beobachten können. Für seinen trainierten Körper wäre das kein Problem, obwohl er Mitte vierzig war. Ich war neununddreißig. Ich hatte immer auf mich geachtet, ich hatte keinen Bauch, aber natürlich verbrachte ich nicht jede freie Minute im Fitnessclub. Was mir jetzt aber nötig schien, um in diesem Bett Sex zu haben. Und das würden wir. Vielleicht würde es Maximilian anturnen, sich und mich zu beobachten, während wir miteinander schliefen. Es erregte mich auf eine bestimme Art und Weise, die mir bisher fremd war. Ich hatte Lust, seinen

73

muskulösen Körper im Spiegel zu betrachten, während er auf mir lag. Maximilian bemerkte meinen Blick. »Ist er nicht schön, der Spiegel?« Er wartete nicht auf eine Antwort, ein Nicken oder Schulterzucken. »Er ist aus dem Haus von Yoko Ono. Er hing in ihrer New Yorker Wohnung. Ich musste ihn einfach haben.« Vielleicht wartete er auf die Frage, wie er an diesen Spiegel gekommen war, er gab mir Zeit, doch ich sah mich noch im Spiegel unter Maximilian liegen. Seine Muskeln spannten und entspannten sich vor meinem Auge. »Ich habe für Yoko einige Produktionen übernommen. Wir sind seit vielen Jahren eng befreundet.« Natürlich sind sie das, schoss es mir durch den Kopf.

Am nächsten Morgen zog er sofort das Bett ab und brachte die Wäsche in »Almars Reich« in den Keller. Er nahm auch alle Handtücher, die wir nach dem Duschen oder Schwimmen benutzt hatten und brachte sie ebenfalls in den Hauswirtschaftsraum. Ich habe es niemals erlebt, dass Maximilian zweimal dasselbe Handtuch benutzte. Die Bettwäsche war immer frisch, sie roch nach einem feinen Parfüm, und sie war immer gestärkt. Warum tat er das? In einer einsamen Nacht ohne Maximilian hätte ich seinen Geruch gerne noch in den Laken wahrgenommen. Meine Hand auf das Kissen gelegt, auf dem sein Kopf gelegen hatte. Maximilian offensichtlich nicht. Jedes Mal, wenn ich in den folgenden Wochen bei ihm übernachtete, sah sein Schlafzimmer, seine ganze Wohnung so aus, als wäre ich nie dagewesen. Nicht einmal meine Zahnbürste ließ er in seinem Becher. Wenn ich kam, stand nur noch seine dort im Glas – und auch sie schien jedes Mal neu zu sein. Nie habe ich auch nur einen Wassertropfen auf dem Waschbecken oder auf dem Glas gesehen. Alles wirkte perfekt, aber irgendwie unpersönlich und steril, fast unbelebt.

Kapitel 8
Alles kann, alles muss

Als ich aus dem Haus trat, kam mir die Welt verändert vor. Unordentlich, chaotisch, schmutzig. Die Stunden bei Maximilian hatten meinen Blick auf die Dinge verändert. Oder geschärft? Es war, als käme ich aus einer anderen Welt. Einer, in der alles perfekt organisiert ist, ein Rädchen in das andere greift. Ein bisschen irreal. Eine Welt, die für das Wesentliche, das Nüchterne erschaffen wurde – von ihm, von Maximilian. Der Blick auf die Straßen von Berlin schien mir unerträglich zu sein. Nicht einmal gehen wollte man hier. Nichts berühren. Der ganze Lärm, die schmutzigen Bürgersteige, schmierige Scheiben an den Bushaltestellen. Ich betrat die ferne Stadt wie aus der Tür einer geputzten Glasglocke. War ich nach so wenigen Stunden schon zu einem dieser Rädchen in Maximilians Uhrwerk geworden? Ich weiß, ich hätte mich fragen müssen, was aus mir geworden war. Wo blieben meine Spuren bei ihm? Ich sah immer noch vor mir, wie Maximilian meine Zahnbürste nach dem Putzen direkt wegräumte, das Waschbecken sorgfältig ausspülte, sogar meine blonden Haare vom Boden aufhob. Selbst das Bett hatte er ja abgezogen und die Bettwäsche in den Wäschekorb für Almar gelegt. Von einer durchsexten Nacht war nichts geblieben. Es war, als hätte ich dieses Haus nicht betreten, als verwische jemand meine Spuren, als wäre niemand zwischen den Rädchen gewesen, kein Sandkorn, kein Staubkorn. Nur Maximilian schritt mit aufrechtem Gang zwischen ihnen hindurch. Es gab nichts mehr, was auf meine Existenz hindeutete. Als wäre ich nie in seinem Uhrwerk gewesen, hätte niemals an den kleinen Schrauben gedreht, die ihn bewegten.

Ich stieg in mein Auto und fuhr damit in die Waschanlage. Ich saugte es aus, ich wischte die Armaturen ab, ich benutzte sogar ein Cockpit-Spray, bis mein Auto frisch roch, ein bisschen nach Zitrone. Maximilian hätte es gefallen. Doch das war erst der Beginn eines Ordnungschaffens, einer Restaurierung, die mich die ganze Woche lang auf Trab halten würde.

Am nächsten Wochenende würde Maximilian zu mir nach Hause kommen. Nach dem Besuch in seiner perfekten Wohnung malte ich mir aus, wie unwohl er sich bei mir fühlen würde. Er, der Mann der Reduktion, der Mann mit den klaren Linien, der selbst wie ein Stück blanker Stahl wirkte, wie ein Designerstück, in meinen vier Wänden? Was würde er empfinden, wenn er sie betreten würde?

Ich lebte nun mal mit meiner Tochter Sophie zusammen, auch wenn sie in letzter Zeit immer seltener bei mir war. Sie war erwachsen geworden, über Nacht, wie mir schien. Aber wir waren eine Familie. Wir liebten es gemütlich. Wenn wir abends einen Film gesehen hatten, dann ließen wir das Sofa so, wie es war. Chips, eine zerwühlte Wolldecke, auch die Gläser blieben oft bis zum Morgen stehen. Warum auch nicht? Wir lebten hier, wir richteten es uns so ein, wie wir es wollten. Ein Abend bei Maximilian stellte diese Lebensweise infrage. Eine Beziehung bestand aus Kompromissen, das wusste ich. Diesmal wollte ich es schaffen. Ich wollte in seiner Glasglocke klarkommen, mit ihm strahlen, aber auch er müsste Kompromisse eingehen. Irgendetwas tief in mir rief mir zu, dass ihm das nur schwer gelingen würde. Dass Kompromisse unüberwindliche Herausforderungen für ihn darstellten.

Ich bin Werberin, Texterin, ich bin am Puls der Zeit. Ich liebe das Schöne, auch ich mag klare Designs. Von der Schrift angefangen bis zur Einrichtung meiner Wohnung. Ich blättere gern in Katalogen, ich bestelle mir manchmal im Internet unnütze Dinge, weil ich sie einfach schön finde. Weil ich sie gern anschaue. Ich liebe Einrichtungsgegenstände, die keinen besonderen Zweck erfüllen müssen, sondern einfach nur da und hübsch anzusehen sind. Ich habe aber auch eine pragmatische Seite – als Mutter muss man die haben. Man macht Kompromisse, wenn das Kind sich wohlfühlen soll. Sophie hatte so früh Rücksicht genommen. Sie versuchte, ordentlich zu sein, sie hatte mir schon früh beim Abwaschen geholfen und konnte schon im Kindergartenalter ihr Zimmer allein aufräumen. Meine Wohnung war schon immer eher modern, sogar stylisch, gewesen, gemessen an dem Durchschnittswohnzimmer der Deutschen – das jedenfalls hatte ich gedacht, *bevor* ich nach meinem Besuch in Berlin meine Hamburger Wohnungstür aufschloss und sie erstmals mit dem »Maximilian-Blick« betrachtete …

Es war mir schleierhaft, wie ich die Welt schon mit seinen Augen sehen konnte, welche Empathie ich ihm entgegenbrachte. Würde er das auch können? Die Welt mit meinen Augen sehen? Plötzlich wirkte meine Wohnung schäbig, abgewohnt. Wasserflecken auf dem Waschbecken, ein feiner Rand in der Badewanne, eine dünne Staubschicht im Schlafzimmer. Nichts, was einem besonders auffallen würde, einen Maximilian aber geradezu aus der Bahn werfen könnte. Er würde am Ende nur den Schmutz sehen. Es war nicht möglich, meine Wohnung entsprechend dieser Perfektion zu verwandeln, die seinem Reich, seinem Wesen entsprach. Das musste ich zwar auch nicht, aber ich würde meinen Räumen eine kühle Eleganz verleihen. Vielleicht war ein kritischer Blick nach all den Jahren, in denen ich hier lebte, auch nötig geworden. Mein Urteil über meine Wohnung war nach Minuten bereits vernichtend gefällt. Mit jedem Schritt durch meine Zimmer wurde ich unruhiger. Ich wog Dekorationsartikel wie Vasen und Kerzenständer unwillig in der Hand. Ihre Nutzlosigkeit wurde mir unerträglich. Die abgebrannten Kerzen wirkten wie Abfall. In Maximilians Wohnung standen nagelneue Kerzen in den Leuchtern. Sie waren einfach nur da, sie wurden nicht benutzt, und wenn doch, sofort am nächsten Tag gegen neue ausgetauscht.

Und dann meine Familienfotos, die unzähligen Erinnerungsbilder, die unser Leben im Zeitraffer darstellten. Sie kamen mir unnütz vor. Es war zu viel, zu chaotisch. Ich würde sie aussortieren und nur die wesentlichen hängen lassen. Warum dieser ständige Blick nach hinten? Ich versuchte mich zu erinnern: Nein, es gab kein Foto von Maximilians Kindern in seinem Haus. Für einen Moment erschreckte mich das. Er war doch so ein perfekter Vater, der schnell nach Hause wollte, um seinen Kindern etwas zu kochen. Aber nichts deutete darauf hin, dass sie oft bei ihm waren – kein Spielzeug, keine Kleidung, keine Dinge, die Jugendlichen und Kindern Spaß gemacht hätten. Dass es kein Bild seiner Exfrau bei ihm gab, konnte ich nachvollziehen. Vielleicht würde ihn der ständige Blick auf sie deprimieren. Aber seine Kinder? Es standen Pokale in seiner Wohnung, sauber und nach Größen und Jahren angeordnet; sie waren sogar in ein dezentes Licht getaucht. Aber Fotos der Kinder: Fehlanzeige. Er lebte in einer Singlewohnung, in einer Art Designmuseum. Vielleicht hatte ich auch nicht alles gesehen.

Vielleicht gab es eine Art Familienraum? Doch das kam mir naiv vor. Er hätte ihn mir gezeigt, er wusste, welche Rolle Kinder in meinem Leben spielten. Es hätte ihn stolz gemacht, es hätte ihn stolz machen müssen.

Und noch etwas fiel mir auf, als ich jetzt durch meine Wohnung schritt. Ich blieb vor meinem Regal stehen. Da standen sie, all meine Bücher. Der neue John Irving lag aufgeschlagen neben meinem Bett. Sophie las wie immer in mehreren Büchern gleichzeitig, sie waren überall verteilt. Nicht jedes Buch war besonders anspruchsvoll, wir waren nie Intellektuelle gewesen. Wir lasen beispielsweise auch mit Leidenschaft Modemagazine, die ebenfalls überall herumlagen – auf dem Sofa, in der Küche, im Bad. Aber Bücher hatte ich schon immer gern gelesen, ich liebe gute Geschichten. Nichts auf der Welt lässt einen dieselbe so leicht verlassen wie ein gutes Buch. Und Maximilian? Ich hatte in seiner ganzen Wohnung nicht ein einziges Buch gesehen. Es gab auch keine Zeitschriften, bis auf ein Polomagazin, das sorgfältig ausgerichtet unter einer Glastischplatte im Wohnzimmer lag. Bücher spielten offensichtlich in seinem Leben keine Rolle. Aber war das zu kurz gedacht? Nur weil ich keine Bücher gesehen hatte, hieß das nicht, dass Maximilian nie las, dass er womöglich nicht belesen war. Vielleicht hatte er einen dieser modischen E-Reader. Vielleicht passte seine Sammlung von Tolstoi über Grass und Thomas Mann einfach nicht in seine Wohnung? Ich konnte ja auch nicht schlussfolgern, dass er seine Kinder nicht vergötterte, nur weil es keine Fotos an den Wänden gab. Er liebte elektronisches Spielzeug. Vielleicht hatte er sein Leben von den Wänden und Regalen ins iPad verlagert? Das hatte er wenigstens immer dabei.

Mit meiner Wohnung musste etwas passieren. Ich wollte Maximilian so sehr beeindrucken, wie er es bei mir geschafft hatte. Ich wusste nur zunächst nicht, wo und wie ich anfangen sollte. Ich besaß keine Schuhspanner, und ich besaß auch nicht genug Kleiderbügel, um für jede Jacke einen eigenen zu haben. Meine Mäntel und Jacken hingen übereinander, bei Maximilian wäre das undenkbar gewesen. Ich machte mir einen Einkaufszettel, dessen Länge irgendwann mein Budget sprengte. Neue Handtücher, neue Bettwäsche, eine neue Fußmatte. Am Ende kam ich sogar zu dem Schluss, dass ich ein neues Bett brauchte. Ich bestellte ein Stahlbett mit nüchternem Design im Internet, das leicht aufzubauen war. Katrin half mir abends. Ich würde es mit Maximilian zusammen einweihen. Natürlich brauchte ich auch neue Matratzen, eine Anschaffung, die ich schon lange geplant hatte. Der Besuch von Maximilian war ein willkommener Anlass. Es würde alles neu sein, rein, unbefleckt. Nichts sollte an frühere Beziehungen erinnern. Ein neuer Anfang für ihn und für mich. Wir standen an der Startlinie.

Freitagabend wollte Maximilian mit dem Zug aus Berlin kommen, mir wurde klar, dass meine Freizeit für die Neugestaltung meiner Wohnung nicht ausreichen würde. Ich nahm mir die Woche frei, einmal mehr musste Katrin die Agentur allein führen. Und doch kam sie nach einem anstrengenden Tag noch zu mir, um mir zu helfen, das Bett aufzubauen. Die Runderneuerung meiner Wohnung würde nicht nur Geld, sondern auch sehr viel Zeit kosten. Es qualmte aus allen Zimmern. Ich wusch die Gardinen, die letzte Party von Sophie hatte Spuren hinterlassen. Ich polierte sogar das alte Parkett im Wohnzimmer, ich putzte das Silber und die messingfarbenen Türklinken. Katrin staunte über meinen Arbeitseifer. Wir machten Witze, wir hatten Spaß. Und dennoch spürte ich dabei diese ständige Anspannung. Der große Tag würde bald kommen. Ich wollte nicht, dass Maximilian etwas merkte. Das versicherte ich auch Katrin. Er sollte nicht glauben, ich würde seinetwegen meine ganze Wohnung umräumen. Alles sollte wie zufällig arrangiert wirken. Er sollte denken, dass es bei mir immer so aussah. Wir passten eben zusammen, wir hatten die gleichen Vorstellungen vom Leben, den gleichen Blick für Ästhetik. Die wenigen Schritte, die wir aufeinander zugehen mussten, würden unbeschwert sein.

Am Donnerstagabend kam Sophie nach Hause. »Was ist denn hier los, Mama?«

»Lass alles so stehen«, herrschte ich sie an. Vorsichtig stellte sie eine verchromte Kanne, die sie gerade für ihren Tee hatte benutzen wollen, zurück auf die Anrichte. Ich wischte mit einem Tuch ihre Fingerabdrücke ab.

»Mama, was ist los?«

»Wenn du am Wochenende zu Ron nach Sylt fährst, bekomme ich Besuch.«

Sie schaute mich erstaunt an.

»Jetzt ist es raus«, sagte ich und lächelte unsicher. »Und bitte tue mir einen Gefallen und räume dein Zimmer auf.«

»Mama, ich bin alt genug. Das hast du vor mindestens fünf Jahren das letzte Mal zu mir gesagt. Chill mal, ist nur ein Typ.«

»Ach ja, so wie Ron?«, entgegnete ich und fand meinen Ausspruch plötzlich genauso kindisch, wie er offensichtlich auch auf Sophie wirkte.

Sie zuckte mit den Schultern. »Ja, genau wie Ron. Immer cool bleiben, Mama.«

Es war komisch, dass mein Verhalten mich selbst überraschte, dass es mir fremd war. Mir war klar, dass ich sonst nie so reagierte, dass meine eigene erwachsene Tochter mich kaum wiedererkannte. Vor einer Woche noch hatte es mir fern gelegen, ihr zu sagen, sie solle ihr Zimmer aufräumen.

Am letzten Tag vor Maximilians Besuch machte ich mich über den Kühlschrank und das Gefrierfach her. Alles, was demnächst ablaufen würde, entsorgte ich. Ich putzte die Fächer, jedes Lebensmittel fand seinen neuen blitzblanken Platz. Noch nie war mein Kühlschrank so aufgeräumt gewesen. Als ich am Donnerstagabend die Chromtüre öffnete, wischte ich mit einem Handtuch sofort die Fingerbadrücke weg. Meine Pingeligkeit nimmt beängstigende Formen an, dachte ich und musste über mich selbst lachen. Ein bisschen irre war das. Ich hatte eingekauft. Vor allem waren es Spezialitäten, die nun in meinem Kühlschrank warteten. Und Champagner, natürlich Champagner. Ich hatte einen aus dem Jahr 2003 gefunden, er war unbezahlbar. Und doch hatte ich mich in Kosten gestürzt und gleich eine ganze Kiste Moët-Chandon besorgt. Der Champagner würde uns nicht ausgehen, da war ich mir sicher. Ich bügelte die Stoffservietten und warf alle Tassen in den Mülleimer, die nicht zusammenpassten. Mein ganzes Tun hatte etwas Bestimmtes, etwas Radikales bekommen. Ich überlegte kaum noch, ich gab mich bei Tassen und Tellern keinen sentimentalen Erinnerungen hin. Ich dachte nicht darüber nach, wann ich was und wo gekauft hatte. Die Gegenstände wurden seelenlos. Eine Tasse war eine Tasse. Ein Teller ein Teller. Ich war bereit für Maximilian.

Eigentlich hatte ich am Freitag noch einen wichtigen Termin im Büro. Der Cheftexter aus London wollte nach Hamburg kommen, wir wollten die Schriften und Logos verabschieden. Es wurde Zeit. Wir hatten bei dem Auftrag eine hohe Anschubfinanzierung geleistet, jetzt musste unbedingt etwas Geld reinkommen.

Ich sagte den Termin ab. Ich wollte pünktlich am Bahnhof stehen, wenn Maximilian ankam. Das perfekte Wochenende in Hamburg sollte es werden. Was, wenn der Termin länger gedauert hätte, wenn die Schriften und Texte nicht abgesegnet worden wären? Es gab einen Ausweichtermin – in drei Wochen.

Ich hatte mir unzählige Male vorgestellt, wie Maximilian und ich uns auf dem Bahnsteig wiedersehen würden. Ein In-die-Arme-Fallen, ein Küssen, ein Austausch von Zärtlichkeiten. Doch es kam anders. Maximilian begrüßte mich wie eine alte Freundin, ein Küsschen rechts, eines links. Nicht mit mir, dachte ich, so nicht. Ich schloss ihn in die Arme und küsste ihn innig auf den Mund. Er reagierte kaum, schaute sich fast betreten um. Im Auto sprach er fast nichts. Er muss wohl erst mal runterkommen, den Arbeitsalltag hinter sich lassen, dachte ich. Ich ließ mir die Laune nicht verderben.

Dann stand er tatsächlich in meinem Flur. Ich, mit pochendem Herzen, er gelassen, mehr mich musternd als die Wohnung. Schließlich bückte er sich und zog seine Schuhe aus. Er trug das erste Mal in meiner Gegenwart schwarze Lederschuhe, die im Flurlicht glänzten. Mit einem Lächeln reichte ich ihm wortlos zwei Schuhspanner. Ich war gespannt, wie er reagieren würde, ob ihm seine »Spießigkeit« auffallen würde; vielleicht würden wir lachen, weil ich ihn schon so gut kannte. Doch Maximilian nahm sie wie selbstverständlich an und zog seine Schuhe auf. Dann schaute er noch einmal, ob die Schuhe gerade standen. Er hatte einen großen Strauß rote Rosen dabei, die er mir feierlich überreichte. Sie waren wunderschön. »Es ist der größte Strauß, den ich jemals geschenkt bekommen habe. Und dann auch noch Rosen.«

»Rote Rosen«, erwiderte Maximilian lächelnd, während er

sich nach einer Möglichkeit umsah, sein Sakko aufzuhängen. Ich sah seinen suchenden Blick, der über meine Garderobe streifte.

»Brauchst du einen Kleiderbügel?« Er nickte, mit dem Ausdruck eines Mannes, der etwas Selbstverständliches von einem seiner Mitarbeiter einforderte. Ich reichte ihm einen meiner nagelneuen Holzkleiderbügel, den ich keine Sekunde lang suchen musste. Dann stellte Maximilian seine Louis-Vuitton-Tasche auf mein geputztes Sideboard im Flur. Es war dieselbe Tasche, die er schon im Hotel dabeigehabt hatte, genau wie den weißen Stoffsack, den er in einer dieser fließenden »Maximilian-Bewegungen« aus der Tasche zog. Zwei gestärkte Hemden lagen streng im DIN-A4-Format gefaltet darin. Er hängte den Stoffsack an den Haken und zog schließlich den Schuhbeutel aus seiner Tasche. Man konnte die Schuhspanner durch den Stoff sehen. Dann kamen die Nike-Turnschuhe zum Vorschein. Sie schienen ungetragen, die weißen Sohlen hatten noch nie einen Bürgersteig berührt. Zu guter Letzt hielt er eine schwarze Ledertasche in der Hand, die sich als sein prall gefüllter Kulturbeutel entpuppte. Fragend schaute er mich an.

»Deine Zahnbürste?«, fragte ich lächelnd. Er nickte.

»Du willst hier also schlafen?« Ich küsste ihn auf den Mund und nahm ihm den Beutel ab.

»Du gehst aber ganz schön ran.« Er lachte. Das erste Mal hatte er auf einen Witz von mir reagiert.

»Du lässt mir keine Wahl.«

Dann nahm er mich von hinten in den Arm und drückte sich an mich. Ich liebte es, wenn er in dieser Stimmung war, wenn er so dicht herankam. Ich machte mich auf den Weg ins Badezimmer, den Lederbeutel in der Hand. Vom Flur kamen wir ins Wohnzimmer, das wiederum ins Esszimmer überging. Der Raum war mit Kerzen erleuchtet, das Licht gedimmt, das neue Besteck blitzte.

Im Badezimmer angekommen, konnte ich nicht anders, ich wollte mir einen Blick in seine Kulturtasche gönnen. Erst ganz verstohlen, obwohl ich allein im Bad war, dann etwas forscher, öffnete ich den Reißverschluss. Es war, als würde ich in eine Art Showroom einer Parfümerie schauen. Die Cremes und Döschen schienen nach Größen sortiert zu sein und in den einzelnen Ledertaschen extra angeordnet. Die Zahnbürste war in einem silbernen Etui, die Zahnpasta ebenfalls. Die Ledertasche hatte keinen einzigen Fleck, und auch diese Zahnbürste war mit Wasser noch nie in Berührung gekommen. Ein feiner Geruch stieg aus der Tasche auf, sie war mit seinem Duft parfümiert. Zusammen mit dem Geruch des Leders war er geradezu betörend. Ich wollte mir den Namen des Parfüms merken, ich wollte wissen, was mich innerhalb von Sekunden in diese Stimmung versetzte, obwohl Maximilian nicht einmal neben mir stand. Hier gab es nur seine Kulturtasche und mich. Ich öffnete die Seitentasche. Kondome. Ich erschrak zuerst. Wir benutzten keine. Er war Single, viele Jahre schon, wie ich inzwischen wusste. Jetzt war ich da. Warum Kondome? Sicher eine Altlast, dachte ich. Ich wollte den Zweifel nicht, nicht jetzt, nicht hier, nicht an diesem Abend, den ich eine Woche lang vorbereitet hatte. Es war ja gut, dass er gewissenhaft war.

Der Anflug jeden Zweifels war verflogen, als ich ihn am Tisch sitzen sah. Er schien sich wohlzufühlen. Maximilian war niemand, der seine Füße unter dem Tisch ausstreckte, aber seine Körperhaltung verriet etwas Entspanntes. Er lächelte und legte sein Handy so auf den Tisch, dass das Display verdeckt war.

Ich wollte diesen Moment noch ein bisschen in mich einsaugen. Ich wusste, ich würde ihn womöglich nie vergessen. Maximilian in meinem Esszimmer, mit einem zufriedenen Blick, einem glücklichen Lächeln, die Schuhe ausgezogen. Ihm gefiel, was er sah. Er mochte offensichtlich mein Zuhause, mein neues Zuhause, an das ich mich selbst noch gewöhnen musste. Nie zuvor hatte ich so viele Dinge besessen, die nagelneu waren, nicht einmal, als ich in meine erste Studentenwohnung gezogen war. Damals hatte ich das Meiste von meinen Eltern bekommen, und was mir fehlte, kaufte ich auf Flohmärkten. Nie zuvor hatte ich in meiner eigenen Wohnung High Heels getragen. Ich kannte Maximilian mittlerweile so gut, dass ich wusste, es würde ihm gefallen. Ich trug sie den ganzen Abend.

Ich sah durch die geöffnete Schlafzimmertür, dass seine Tasche bereits neben dem Bett stand. Er hatte seine Sachen ordentlich an die wenigen Haken gehängt, die ich hatte. Eine schwarze Aktentasche lag mittig auf meinem Bett. Wenn das kein Zeichen ist, dachte ich, er ist in mein Schlafzimmer gegangen, während ich im Bad gewesen bin. Er fühlte sich nicht nur wohl, er breitete sich auch aus, er markierte sein Revier, übernahm das Kommando.

»Ich habe dir etwas mitgebracht.« Maximilian lächelte mich verschmitzt an. Ich war gefangen von seinen Grübchen. Oft wirken sie kindlich, ihm verliehen sie Männlichkeit.

»Ich liebe Überraschungen.«

Er schwieg, dann zeigte er mir zwei Fotos in silbernen Bilderrahmen. Ich hatte sie auf dem Tisch noch nicht bemerkt. Es waren zwei Fotos von ihm. Eines zeigte ihn bei einem Poloturnier in voller Montur vor seinem Pferd, mit einem überlegenen Lächeln. Offensichtlich hatte er kurz zuvor etwas gewonnen, er hielt einen Pokal in der Hand. Auf dem anderen sah er aus wie ein Model. Er trug einen Nadelstreifenanzug und stand barfuß am Strand, hinter ihm das Meer, die Krawatte gelockert. Wie in einem Werbespot. Maximilian, der Privatmann, der doch nie privat war.

Ich wartete einen Moment darauf, dass er mir die Bilderrahmen gab, doch das tat er nicht. Er stand auf. Wieder fiel mir auf, wie groß er war. »Wir sehen uns nicht oft, so werden wir uns nicht so sehr vermissen.«

Er stellte das Bild mit dem Polopferd auf die blitzblank geputzte Kommode im Wohnzimmer. Dann ging er ins Schlafzimmer und stellte das andere auf den Nachttisch. Maximilian im Modellook, jetzt neben meinem Bett. Er rückte es zurecht, sodass man es gut sehen konnte, dann nickte er zufrieden.

Nach einem Foto von mir hat er mich nie gefragt.

Dann saßen wir wieder am Tisch. Er schien keinen besonderen Wert darauf zu legen, dass wir nebeneinandersaßen. Ich hatte Pasta mit einem Perigord-Trüffel vorbereitet. Die Pasta hatte ich frisch beim Italiener gekauft, es sollte etwas Besonderes sein. Wir berührten uns nicht beim Essen, er schaute mich kaum an, schien keine Sehnsucht nach körperlicher Nähe zu haben. Dafür erzählte er mir vieles von seinem Label, von den Stars, die er schon getroffen hatte, von einem erfolgreichen Geschäftsabschluss. Er hatte eine kleine Plattenfirma in London gekauft, die ohne ihn Insolvenz angemeldet hätte. Maximilian hatte sie gerettet, aber ganz nebenbei auch ein Riesengeschäft dabei gemacht, »denn sie haben ihr Potential nie ausgenutzt.« Er war in Form, er strahlte fast und holte sich während des Gesprächs immer wieder eine kurze Bestätigung von mir.

Ich nickte, ich staunte, ich sagte: »Toll.«

»Wie du das sagst, ich wachse unter deinen Augen«, meinte er, dabei saß er aufrecht an meinem Tisch, das Kreuz durchgedrückt, die Hände neben seinem vollkommen sauberen Teller. Mit einem Stück Weißbrot hatte er zuvor alle Soßenspuren aufgesogen, es hatte ihm geschmeckt. Plötzlich vibrierte sein Handy. Er hatte es auf lautlos gestellt, ignorierte aber auch das Surren.

So ist das also, schoss es mir durch den Kopf. So hatte er es immer neben sich liegen. So musste es auch gewesen sein, als er in London war. Ich schickte Nachrichten, ich rief an, das Handy vibrierte, aber Maximilian kümmerte sich nicht darum. Aber war es nicht auch eine Geste des Anstands, das Handy nicht in die Hand zu nehmen, wenn man miteinander sprach? Gehörte es sich nicht, sich auf das Essen und den Partner zu konzentrieren? Plötzlich hielt ich mein Verhalten während seines Londonaufenthaltes für unangebracht. Plötzlich verstand ich. Maximilian war ein Gentleman, ganz so, wie ich ihn kennengelernt hatte. Wir unterhielten uns, er wollte mir aus seinem Leben erzählen. Er vertraute mir sogar geschäftliche Geheimnisse an. Dinge, die sich bald zu seinen Gunsten wenden würden. Ich lächelte in dem Gefühl, wir wären eins. Doch während der ganzen Geschichten aus seinem Geschäftsleben und den Erfolgen, die er ausschmückte, entstand keine besondere Vertraulichkeit zwischen uns. Es war ein Gefühl wie einen alten Bekannten wiederzutreffen. Er wirkte fast distanziert, zögerlich. Warum nahm er nicht meine Hand? Wie hielt er es aus ohne Nähe, ohne Berührung? Mir fiel es schwer, ich rückte meinen Stuhl nach dem Essen näher zu ihm heran. Er schaute kurz irritiert, dann wieder überlegen.

»Wo ist die Dusche?« Die Frage kam so unvermittelt, so überraschend. Ich hatte lange gebadet. Ich hatte mich rasiert, geschminkt, einen kurzen Rock und meine beste Strumpfhose herausgesucht.

»Möchtest du jetzt duschen?« Ich guckte ihn ungläubig an.

Er zuckte mit den Schultern. »Es war ein langer Tag und dann diese Bahnfahrt von Berlin nach Hamburg.« Er schaute mich nicht an, er wartete nicht auf ein Zeichen. Er stand auf und ging zielstrebig ins Bad. Vermutlich hatte er es schon bei seiner Ankunft entdeckt und nur aus Höflichkeit noch einmal nachgefragt. Noch im Gehen öffnete er sein Hemd, dann drehte er sich um. »Alles kann, nichts muss, nur sauber muss man sein.« Ich lächelte. Diese anzüglichen Bemerkungen, irgendwie gefielen sie mir. Es war die Lässigkeit, mit der er sie aussprach, wie nebenbei, und doch trafen sie mich unter meiner kribbelnden Haut. Was stellte er mit mir an? Ich erkannte mich gar nicht mehr. Das Ende des gemeinsamen Essens war plötzlich gekommen. Unbewusst hatte ich es eingeleitet, indem ich meinen Stuhl zu ihm geschoben hatte. Ich hatte nicht gewusst, was ich damit anrichten würde. Ich hatte etwas von mir erzählen wollen, etwas Privates, vielleicht etwas über Sophie und dass er sie bald kennenlernen sollte. Aber dazu war es nicht mehr gekommen. Er hatte auch nicht nach ihr gefragt. Er hatte mich den ganzen Abend nicht nach mir, nach meinem Kind, nach meinem Leben gefragt. Genaugenommen hatte ich nur dagesessen und ihm zugehört.

Er kam nach etwa zehn Minuten aus der Dusche. Ich roch ihn, er hatte eine Bodylotion benutzt. Es war, als hätte er seinen persönlichen Geruch, als hätte er sich selbst in einer Creme ertränkt, und er schien dasselbe von mir zu erwarten. Aber ich hatte nicht eine Stunde vor dem Spiegel gestanden, um mich jetzt wieder komplett ab- und dann wieder neu zu schminken. Er würde es erwarten, das fühlte ich, nein ich wusste es. Und so sagte ich ihm, dass ich gerade schon gebadet hätte, kurz bevor er zu mir gekommen sei.

Unbeeindruckt und mit einer gewissen Gleichgültigkeit nahm er es zur Kenntnis, denn etwas anderes schien ihn zu beschäftigen.

»Hast du einen DVD-Player im Schlafzimmer?« Die Frage kam so aus dem Nichts, dass ich lachen musste. Er sah einen Moment irritiert aus, dann schmunzelte er und griff in seine Louis-Vuitton-Tasche. »Ich habe uns noch etwas mitgebracht.« In Händen hielt er eine DVD. Eine nackte Blondine mit halb geöffneten Mund und knallroten Lippen schaute mich an.

»Ein Porno?«, fragte ich ungläubig.

»Man lernt nie aus«, meinte er lächelnd und zog dabei die Plastikverpackung von der DVD-Hülle.

»Meine Fantasie reicht aus«, sagte ich.

»Glaub mir, Sarah, es wird dir Spaß machen.« Er hatte meinen DVD-Player gefunden, ich folgte ihm ins Schlafzimmer. Er legte die DVD mit einer solchen Selbstverständlichkeit in den Player, dass ich mich kaum traute zuzugeben, dass ich tatsächlich noch nie einen Pornofilm gesehen hatte. Ich bin nicht prüde, ich bin aufgeschlossen, auch für neue Praktiken und Inspirationen, wenn man es so nennen mag, aber für einen Moment war ich überfordert. Wenige Sekunden später begann der Film. Maximilian hatte sich bereits ausgezogen, was nicht besonders aufwendig gewesen war, denn er hatte nach der Dusche lediglich Boxershorts und ein weißes frisches T-Shirt getragen. Ich sah seine Erektion. Es gefiel mir. Der Film lief gerade eine knappe Minute, als ein sehr muskulöser Mann der Krankenschwester bereits den kurzen Rock hochgehoben und sie Richtung Kamera auf einen Küchentisch gelegt hatte.

»Ich habe keine Erfahrung mit«, ich machte eine Pause, »diesen Dingen«. Möglich, dass ich errötete.

»Dann wird es aber Zeit, Sarah.« Inzwischen hatte er seine Hände von hinten um meine Taille gelegt und zog mir mein Oberteil über den Kopf. Wir sahen beide zum Fernseher.

»Ich glaube, wir sind zu langsam«, sagte ich lächelnd, »zumindest sind die da schneller.« Die Krankenschwester hatte sich bereits den Penis des Mannes in den Mund geschoben – oder geschoben bekommen –, was sie aber nicht daran hinderte, laut zu stöhnen. Die Situation hatte etwas Surreales. Ich war so verrückt nach diesem Mann, diesem geheimnisvollen Maximilian, und das Letzte, was ich gerade brauchte, war einem anderen Paar beim Sex zuzuschauen. Ich hätte lieber ihn angeschaut, unsere Zweisamkeit gespürt. Die anderen beiden störten mich irgendwie. »Ich würde gern den Fernseher leiser stellen«, sagte ich.

»Wie du willst, Sarah.« Er hatte die Fernbedienung schnell in der Hand. Das Stöhnen des Mannes, der sich mittlerweile selbst befriedigte und schließlich in das Gesicht der Krankenschwester ejakulierte, war jetzt nicht mehr ganz so präsent in meinem Schlafzimmer.

Mein Schlafzimmer. Der Ort, an dem ich eine romantische Nacht mit Maximilian erleben wollte, ein Raum, in dem ich endlich das Ruder übernehmen und ihm zeigen wollte, wie ich es gerne hätte, war mir plötzlich fremd geworden. Es lag nicht an meinem neuen Bett, an dessen Anblick ich mich noch gewöhnen musste, es war vielmehr die Atmosphäre, die mir auf der einen Seite fremd war, die ich aber auch als aufregend empfand. Ich hielt Maximilians Hände fest und drehte mich zu ihm. Unsere nackten Oberkörper berührten sich, ein Schauer überlief mich. Für wenige Sekunden war ich glücklich. Seine Haut an meiner, seine Wärme, sein Geruch. Ich nahm ihn in den Arm, wie ich es mit einer vertrauten Person sonst auch tat. »Das erregt mich«, flüsterte ich vor seiner Brust. Ich konnte den Fernseher nicht mehr hören, nur noch Maximilians Atmen. Wir atmeten gemeinsam, für diese wenigen Sekunden breitete sich das Gefühl von Liebe aus. Wir waren ganz dicht beieinander. Ich wollte ihn gar nicht mehr loslassen. Nur unser Atem, im gleichen Rhythmus. Vereint, für diese wenigen Sekunden, bis Maximilians Atem aus dem Takt geriet.

»Und mich das«, erwiderte er und streifte mir den Rock herunter. Ich hatte mir rote Unterwäsche gekauft, mit viel Spitze. »Braves Mädchen«, sagte er. Dann ließ er langsam seine Hände in den Slip gleiten, als würde er ein Geschenk auspacken. Ich hatte mich rasiert, fast komplett. »Sehr braves Mädchen sogar.«

Ich musste lächeln. »Du lobst mich? Ernsthaft?«, meinte ich und wusste nicht, wie ernst er das »brave Mädchen« meinte, und überhaupt, ob das alles hier sein Ernst war. Doch Gespräche dieser Art schien er jetzt nicht zu suchen, er schaute zu, wie der Muskelprotz auf dem Bildschirm wieder in die Krankenschwester stieß, die ihn ständig dazu aufforderte, schneller und härter zuzustoßen. Ich wollte das nicht mehr sehen, und das musste ich auch nicht, denn jetzt hob Maximilian mich hoch, wie er es jedes Mal tat, und wir ließen uns aufs Bett fallen. Er selbst jedoch schaute nicht zu mir, sondern zum Fernseher. Inzwischen waren es zwei Frauen und ein Mann. Jeder besorgte es jetzt jedem. Das Stöhnen war wieder lauter geworden. Ich sah Detailaufnahmen, die Maximilian sichtlich erregten. Und dann spürte ich nur noch ihn, in mir. Er hatte eine Art, die zwar mechanisch war, mich aber unheimlich erregte. Und er wusste genau, was er tun musste, damit ich schnell kam. Ich wollte es hinauszögern, versuchte wieder das Ruder zu übernehmen und ihm zu zeigen, wie es mir gefiel. Doch es gelang mir nicht. In seinem Griff lag etwas Bestimmtes, etwas Festes. Ich genoss es plötzlich, einen Mann in meinem Bett zu haben, der genau wusste, was er wollte, und es so gut verstand, mich zum Höhepunkt zu bringen. Ich kam, und ich war laut, ließ mich fallen in diese pornohafte Situation, in diese Verruchtheit, die mir plötzlich gefiel. Maximilian sagte nichts, seine Augen waren nicht geschlossen. Ich konnte Erregung in ihnen sehen, und ich kam ein zweites Mal. Dann zog er sich wieder aus mir heraus und diesmal onanierte er direkt in mein Gesicht. Ich war noch so erregt, dass ich mich daran nicht störte, auch wenn das eine zweite neue Erfahrung für mich war, um die ich mich nicht gerissen hätte. Ich war längst in seinen Fängen.

Dann nahm er meine Hand und legte sie auf seine Brust. Ganz sanft, ein Blick, fast liebevoll, wenige Sekunden trafen sich unsere Augen. »Jetzt ist alles gut.«

Schließlich legte er sich neben mich und schlief wenige Minuten später ein. Die DVD lief noch. Der Muskelprotz bereitete sich auf die dritte oder vierte Runde vor. Es waren noch mehr nackte Menschen geworden, eine Asiatin saß jetzt auf dem Gesicht eines zweiten Mannes. Ich wandte mich ab und betrachtete Maximilian, wie er da lag, nur beleuchtet vom Licht des Fernsehers.

Etwas Glamouröses ging selbst jetzt noch im Schlaf von ihm aus. Es schien sich auf mich zu übertragen. Mir gefiel es plötzlich, hier zu liegen und dieses für mich extreme Sexerlebnis hinter mir zu haben. Es war kaum zu glauben, aber als ich ihm ins Gesicht sah, seine Züge studierte und die Grübchen, sah, wie perfekt er sich rasiert hatte und dass sein Haar selbst im Schlaf noch gestylt schien, erregte es mich erneut. Ich schaute zum Fernseher. Dort war die Party noch lange nicht vorbei. Langsam zog ich die Decke von Maximilians Körper. Nackt lag er da, sein Penis schlaff. Er war braun gebrannt. Nahtlos braun. Wahrscheinlich ging er regelmäßig ins Sonnenstudio, oder er fuhr in den Urlaub und sonnte sich nackt. Er würde am Strand ein Blickfang sein, eindeutig. Kein Gramm Fett war zu erkennen. Ein Mann wie aus dem Katalog. Wir hatten ein Candlelightdinner gehabt, eigentlich war alles wunderschön gewesen. Wir hatten auch viel gelacht, und ich hätte ihm stundenlang zuhören können. Die sanfte tiefe Stimme, die Bestimmtheit seiner Worte. Dieser Abend, dieser Mann, meine Wohnung, diese Ordentlichkeit, dieser Sex.

Aber war es wirklich ein schöner Abend gewesen? Plötzlich war ich mir nicht sicher. Viele Handlungen, viele Gesten und Worte kamen mir nun nicht mehr herzlich vor, nicht verliebt, sondern fast unterkühlt. Ähnlich der Distanz, die ich schon beim Essen gespürt hatte. Ich musste ihn besser kennenlernen, er sollte sich öffnen, mir vertrauen, bei mir ankommen, vielleicht ein Zuhause finden. Wie lange würde es noch so weitergehen? Was hatten die Verletzungen, die ihm von seiner Exfrau zugefügt wurden, in ihm angerichtet? Waren da schon Narben oder gab es noch offene Wunden, poröse Stellen, die er notdürftig verband und vor mir verbarg? Ich musste mehr über ihn herausfinden, ich musste Menschen kennenlernen, die ihm nahestanden. Vielleicht zunächst Freunde. Irgendwann hoffentlich seine Kinder. Erst wenn ich sein Umfeld kennen würde, könnte ich mich in ihn hineinversetzen, ihn aus dieser durchchoreografierten Mechanik herausholen. Mechanisch, ja, das war es, was er tat. Warum kam er nicht in mir? Was war sein Problem? Dann sah ich ihn wieder an, konnte meinen Blick nicht von ihm wenden. Als alle sechs nackten Menschen auf dem Fernsehbildschirm gleichzeitig zu kommen schienen, schlüpfte ich unter der Decke hervor und schaltete den Apparat ab. Plötzlich war es dunkel in meinem Schlafzimmer. Ich würde nicht schlafen können, nicht jetzt, mit all meinen Gefühlen und Gedanken in mir. Ich verließ das Schlafzimmer und ging in die Küche. Ich begann aufzuräumen, zu putzen, die Geschirrspülmaschine anzuschalten. Maximilian würde sich freuen, wenn er beim Aufwachen alles so vorfinden würde, wie es bei seiner Ankunft gewesen war.

Kapitel 9
Das Romantikprogramm

Der Charles-de-Gaulle-Flughafen von Paris ist ein hektischer Ort. All die Laufbänder, Schilder, Durchsagen und Flugtafeln … Die von einem Gate zum anderen hastenden oder rennenden Passagiere können einen anstecken. Ich lasse mich von einer solchen Atmosphäre gern mitreißen, werde zu einem Teil dieser Betriebsamkeit. Nicht so Maximilian. Ich hatte das Gefühl, seine Schritte wurden immer langsamer, je hektischer es um uns herum wurde. Es war, als würde er sich in sich selbst zurückziehen und die äußere Hektik durch seine innere Ruhe absorbieren. Sein Blick gelassen, stolzierte er mit seinem unerschütterlichen Selbstbewusstsein zwischen den geschäftigen Reisenden hindurch. Immer ganz der Überlegene.

Ich war noch nie in Paris gewesen, und die Aussicht, die nächsten drei Tage in einer der schönsten Städte der Welt zu verbringen, versetzte mich in eine ausgelassene Stimmung. Mir war klar, dass ich nicht so wahnsinnig viel von der Stadt sehen würde, denn als Maximilian mir am Morgen unseres letzten Treffens beim Frühstück die Tickets überreicht hatte, hatte er schon verkündet: »Wir haben ein Programm.« Den Tickets lag die Einladung zu einem Poloturnier bei, bei dem er spielen würde. Am Abend würde es eine Gala geben, und wir würden im Le Royal Monceau Raffles wohnen. Maximilians Lieblingshotel, wie er versicherte, mit eigenem Kinosaal, einer großen Poollandschaft, eingerichtet mit Philippe-Starck-Möbeln.

»Zum Schlafen reicht es«, sagte er und lächelte mit dieser ihm eigenen Überheblichkeit, bei der man nie genau wusste, ob er es ernst meinte. Ich würde es noch herausfinden. Ob ich überhaupt Zeit hätte mitzukommen, fragte er nicht. Es war selbstverständlich, und Katrin hatte wie immer Verständnis.

»So sieht sie also aus, die Stadt der Liebe«, entfuhr es mir im Großraumtaxi, das Maximilian am Flughafen extra bestellt hatte, denn allein seine Poloausrüstung nahm drei Koffer ein. Er ignorierte meinen Satz, wahrscheinlich war er schon mit dem Turnier am nächsten Morgen beschäftigt. Ich hatte Verständnis dafür, ich wusste, wie Sportler ticken – immerhin arbeiteten wir mit einem der größten Sportartikelhersteller zusammen. Und ich glaubte inzwischen den Ehrgeiz von Maximilian zu kennen. Allein die Vorbereitungen für diese Reise mussten ihn unheimlich viel Zeit gekostet haben. Ich wäre schon bei der Akribie des Kofferpackens gescheitert. Außerdem ließ er sechs Pferde nach Paris bringen, natürlich auch sein Lieblingspferd Lance.

»Sechs Pferde«, sagte, nein, rief ich fast vor Erstaunen. Maximilian lehnte sich überlegen zurück, und dann erklärte er mir, dass ein Pferd niemals in zwei Chukkas hintereinander eingesetzt werden darf. Chukkas, das waren so etwas wie Halbzeiten, nur, dass das Spiel in vier Teile à siebeneinhalb Minuten aufgeteilt wurde.

»Viele Polospieler reisen mit vier Pferden an, einige sogar nur mit zwei, ich aber bevorzuge sechs. Ich achte auf sie, Sarah.« Das gefiel mir. Maximilian hatte wieder diese Sanftheit in seiner Stimme, die ich am ersten Abend erlebt hatte und die einen wesentlichen Teil meines Abhebens in die rosa Wolken ausmachte. Ich küsste ihn auf den Mund. Ich wusste inzwischen, dass er diese öffentlichen Liebesbekundungen nicht mochte, aber hier im Taxi – in Paris –, das musste einfach sein. Maximilian schien jetzt gelöster zu sein. Er küsste mich sogar zurück und lächelte. Auch er freute sich auf die bevorstehenden Tage, das war ihm anzusehen. Er streichelte mir über den nackten Arm, sodass mir ein kleiner Schauer über den Rücken lief. Ich hatte ein rotes Sommerkleid an. Natürlich neu. »Morgen Abend aber in der langen Version«, sagte er. »Da ist der VIP-Empfang. Ich werde einen Smoking tragen.«

»Was für eine Ansage«, erwiderte ich lächelnd. Ich war vorbereitet. Ich hatte mehrere Outfits eingepackt und meinen Kleidersack im Flugzeug extra von der Stewardess aufhängen lassen, damit mein Abendkleid faltenlos blieb. Es gab schon einen Maximilian in mir, der immer lauter wurde und sich nach vorne drängte. Sein Ordnungssinn, seine Reinheit, sein penibles Wesen, es färbte ab. Ich hatte spartanisch gepackt. Kein T-Shirt sollte zufällig in meinem Koffer sein, keines sollte zu viel sein. Jedes Detail, jedes Outfit war bis auf das letzte i-Tüpfelchen durchdacht, auch wenn alles beiläufig ausgewählt wirken sollte. Fast alles war neu. Die letzten Wochen hatten mein Konto geradezu ruiniert. Das Leben an der Seite dieses Mannes war nicht nur aufregend, sondern auch kostspielig. Man musste sich einen Maximilian leisten können.

Während das junge Zimmermädchen uns in die Suite des Le Royal Monceau Raffles brachte, flirtete Maximilian mit ihr. Ich verstand zwar nicht, was er sagte, denn er sprach Französisch, aber ich erkannte an seiner tiefen sonoren Stimmlage, an dem Raunen, das auch mich so eingefangen hatte, dass er die Schönheit dieses jungen Mädchens kommentiert hatte. Ein kurzer Anflug von Eifersucht überfiel mich, aber dann lächelte er auch mich an – offensichtlich sprach er über mich –, und schon war alles vergessen. Sie hätte seine Tochter sein können. Dann steckte er ihr einen Schein zu, sie errötete, lächelte unsicher, deutete sogar einen Knicks an und schloss die Tür unseres Zimmers vollkommen geräuschlos.

Ich zog meine Pumps aus und ging barfuß über den dicken Teppich unserer Suite. Die Mischung aus modernem und antikem Interieur war bestens aufeinander abgestimmt. Jedes Möbelstück in dieser Suite hatte ein Vermögen gekostet, kein Zweifel. Der Stuck an der Decke, der pompöse Leuchter mit zwölf Armen, die silbernen Stehlampen, die an das Empire State Building erinnerten, und das Ledersofa von Philippe Starck. Hier war ein Innenarchitektenteam am Werk gewesen, das sein Handwerk verstand. Ich zog die schweren Vorhänge beiseite und schaute über die Dächer von Paris. »Oh mein Gott, wie schön. Man sieht sogar den Eiffelturm.« Ich strahlte Maximilian an, der bereits eine Champagnerflasche in der Hand hielt und mit einem Knall den Korken fliegen ließ. Ein Geräusch, das ich noch nie so oft in meinem Leben gehört hatte wie in den ersten Wochen mit Maximilian.

»Willkommen in Paris.« Er reichte mir ein Glas.

»Danke, mein Schatz.« Mein Schatz, es war mir herausgerutscht, eine Anrede, die irgendwie nicht zu ihm passte, nichts mit uns zu tun hatte. Er selbst benutzte kaum Kosenamen. Ab und zu mal Sweety, in seinen anzüglichen SMS. Gesagt hatte er so etwas nie zu mir. Übrigens auch noch immer nicht, dass er mich liebte, oder zumindest lieb hatte. Mir lag es oft auf der Zunge, in diesem Moment zum Beispiel, aber mein Bauchgefühl sagte mir, dass ich mit Forderungen und Bekundungen vorsichtig sein musste. Waren wir überhaupt ein Paar?

»Wir gehen gleich essen. Möchtest du zuerst duschen?«

»Vielleicht mit dir zusammen?«, schlug ich vor. Für einen Moment schaute er mich verunsichert an, reagierte aber nicht auf meine Frage. Dann stellte er sein Champagnerglas ab und ging wortlos ins Bad. Ich hörte das Wasser rauschen, ich roch die Feuchtigkeit, den Champagner in meiner Hand, das Parfüm von Maximilian in der Luft, ich sah den Eiffelturm, und Lust überkam mich. Ich wollte ihn hier und jetzt. Ich ließ mein Kleid zu Boden fallen, dachte dann aber daran, dass es Falten werfen könnte, und hängte es lieber sorgfältig auf den Bügel im Schrank. Dann öffnete ich meinen BH und zog meinen Slip aus. Nackt, mit meinem Champagnerglas in der einen und seinem in der anderen Hand, folgte ich ihm ins Badezimmer. Die Scheiben waren bereits beschlagen. Maximilian hatte Schaum in den Haaren, als ich zu ihm in die Dusche stieg.

»Sweety«, sagte er und nahm meine kleine Überraschung fast unsicher zur Kenntnis. Dann kniete ich mich vor ihn und küsste seinen Penis. Maximilian zog mich an sich hoch und drehte mich um. »Du willst mich also überraschen?«

»Ja«, hauchte ich. Ich wollte die Initiative ergreifen, die Dinge steuern, ihm zeigen, wie ich es mochte, doch ich hatte keine Chance. Er war es, der jetzt »loslegte«, indem er von hinten in mich eindrang. »Ich will es diesmal anders«, sagte ich, doch das Wasser rauschte, er hörte nicht, er wollte vielleicht nicht hören. Er war eben ein Mann, dachte ich. Er wollte keine Frau, die die Initiative ergriff. Ich drückte ihn nach hinten und öffnete die Duschkabinentür. »Lass uns ins Bett gehen«, sagte ich und umfasste seinen Penis fest mit der Hand. Er folgte mir tatsächlich, doch warf er erst mir ein Handtuch zu, dann nahm er sich selbst eines.

»Wir wollen das Bett doch nicht nassmachen.«

»Zumindest nicht mit Wasser«, erwiderte ich lachend. Dann ließ ich mich rückwärts auf die Matratze in die Kissen fallen. Seine Zunge an meiner Scham. Ich hatte solche Lust auf ihn in diesem Moment, dass ich nur wenige Sekunden brauchte. Ich kam und schrie fast vor Erleichterung. Dann drehte er mich um und drang von hinten in mich ein. Ich konnte ihn nicht sehen, er stieß hart zu, mir gefiel es. Ich kannte keinen potenteren Mann als Maximilian, der jetzt wieder ganz in seinem Element war. Er griff mir in mein nasses Haar und zog meinen Kopf ein Stück zurück, genau so, wie der Mann in dem Pornofilm es gemacht hatte, den wir beim letzten Mal geschaut hatten. Dann zog Maximilian sich wieder aus mir heraus und ging zurück ins Bad. Alles war so schnell vorbei, wie es begonnen hatte. Ich war gekommen, er wie immer nicht – nicht in mir und diesmal nicht einmal im Bett.

»Lass mich es machen«, flehte ich, doch er war schon weg, zog die Badezimmertür hinter sich zu und schloss sogar ab. Ich war machtlos. Ich konnte ihn nicht hören, vermutlich gab er keinen Laut von sich, wie immer. Es war eine Befriedigung, die er nur mit sich selbst teilen wollte. Dieser Ablauf verstörte mich zusehends mehr. Ich würde das Gespräch mit ihm suchen müssen. War ich nicht gut genug für ihn? Andererseits: Wäre das der richtige Zeitpunkt für ein Gespräch? So kurz vor einem Turnier, auf das er sich so lange vorbereitet hatte? War er nicht gerade mit anderen Dingen beschäftigt?

Wir saßen in einem Sternerestaurant, im Le Louis XV. von Starkoch Alain Ducasse. Das Essen zog sich über Stunden, es gab zehn Gänge. Die Rechnung würde es wert sein, eingerahmt zu werden, scherzte Maximilian. Dann gab er sich ganz dem Fasan, den Trüffeln, dem sautierten Gemüse und dem Kaviar hin.

Wir hatten in dieser Nacht ein zweites Mal Sex. Wieder musste ich vorher duschen. Er duschte zuerst, er wolle »keine weiteren Überfälle«, wie er lächelnd sagte, und schloss die Tür ab und mich aus. Einen Moment fühlte ich mich einsam in dieser Suite, in dieser Stadt. Obwohl uns eigentlich nur eine Tür trennte, trennte uns in diesem Augenblick viel mehr voneinander. Doch nachdem auch ich geduscht hatte, waren diese Gedanken schon vergessen, denn Maximilian nahm mich ganz fest in seinen Arm. Es war, als würde er mir etwas sagen wollen, doch er sprach nicht. Dann spürte ich, wie er mir etwas um den Kopf band, etwas, das meine Augen verdeckte. Es fühlte sich weich und seidig an. Mit einer zärtlichen Geste legte er mich aufs Bett und löste das noch feuchte Handtuch, das ich um mich geschlungen hatte. Nackt und mit verbundenen Augen lag ich vor ihm. Ich konnte nicht sehen, wie nahe Maximilian bei mir war, ich spürte ihn erst, als er seine Hand vorsichtig auf mein Gesicht legte und seine Finger meinen ganzen Körper hinabwandern ließ. Meine Nerven waren zum Zerreißen gespannt, ich konnte jeden Millimeter meiner Haut unter seinen Fingern spüren. Dann ließ er seine Zunge ganz langsam über meinen Körper gleiten. Dieser Mann wusste genau, was ich in diesem Moment brauchte. Ich hätte das Seidentuch von meinen Augen nehmen können, doch ich tat es nicht. Ich traute mich nicht, denn ich hatte ein plötzliches Gefühl der Nähe zu Maximilian, wie ich sie vorher nie erlebt hatte. Er war plötzlich ungeheuer zärtlich, ganz anders als sonst. Er ließ mich liegen, drehte mich nicht auf die Seite, drang nicht alle paar Sekunden in einer neuen Position in mich ein. Ich konnte seinen Atem auf meinem Gesicht spüren, er klang schwerer als sonst, Maximilian schien ekstatisch zu sein. Ich fügte mich in meine

Rolle und stieß ein »Ja, nimm mich« in sein Ohr aus, das dicht vor meinem Mund war. Nachdem ich zweimal gekommen war, kam wenige Zeit später auch Maximilian. Diesmal nahm er nicht die Hand, er glitt erst unmittelbar vor seinem Orgasmus aus mir heraus. Ich spürte sein Sperma auf meinem Bauch, zwischen meinen Brüsten.

Maximilians Atem setzte für einige wenige Sekunden aus, dann umklammerte er meine Hand und ließ sie über meinen nassen Bauch und meine Brüste wandern. Wieder spürte ich seinen Mund neben meinem Ohr: »Jetzt ist alles gut, Sarah.« Ohne ein zweites Mal ins Bad zu gehen, glitt er neben mir unter seine Decke.

»Wow«, sagte ich.

»Ja, wow, Sarah« erwiderte er.

Ich lag noch lange wach neben ihm auf dem Bett. Nackt, noch immer das Seidentuch über meinen Augen, als würde sich das Gefühl von Nähe verflüchtigen, wenn ich es abnehmen würde. »Ich liebe dich«, hauchte ich, doch Maximilian schlief bereits.

Kapitel 10
Kein Mitleid für Versager

»**Ich schlage Ihnen** diese Reihenfolge vor: Bahira, Don Fuego, Vulkan und Lance.« Der Mann stand vor den herausgeputzten Pferden. Er trug ein rotes Cappy, auf das der Name *Hardenberg* gestickt war. Die Schrift war schlicht, edel. Maximilian, in seinem blauen Poloshirt mit demselben Schriftzug, schritt an seinen Pferden vorbei und tätschelte wie nebenbei die Nüstern der Tiere. Sie schnauften. Vor Lance blieb er kurz stehen und pustete ihm sanft in die Nase. Es war noch früh am Tag, die Atemluft, die aus den Nüstern der Tiere entwich, dampfte in der Morgensonne.

»Das ist Harry, mein Groom, er begleitet mich seit Jahren«, stellte Maximilian mir den Mann vor, der gerade noch einmal die Hufe der Polopferde kontrollierte. Der Groom lächelte mich an, nur beiläufig, seine Konzentration lag ganz bei den vier Pferden, die an der Ponyline angebunden standen und auf ihren Einsatz warteten. Dem ersten Pferd in der Reihe, Bahira, legte er jetzt eine Decke und einen Sattel auf. Maximilian ging zu Harry und kontrollierte das Fell des Tieres, strich darüber, dann kontrollierte er den Sattel.

»Harry, du müsstest wissen, dass ich die Steigbügel kürzer haben will. Unfassbar.« Wut lag plötzlich in seiner Stimme, wie aus dem Nichts klang er tyrannisch.

Harry zog an der Schnalle. »Herr Hardenberg, ich war noch gar nicht fertig.« In seinem Ton lag eine Unterwürfigkeit, die dem gut aussehenden Groom nicht stand.

Maximilian nickte. »Dann muss es eben schneller gehen.« Er schaute noch einmal zu Bahira, streichelte sie aber nicht. Ein Eimer Möhren stand neben Harry. »Und gib ihr eine Möhre, wenn du fertig bist.«

Harry nickte.

»Darf ich?«, fragte ich.

»Natürlich, Sarah.« Ich bückte mich und gab Bahira eine Möhre. Genüsslich kaute sie und warf den Kopf vor und zurück. Sie schnaubte.

»Ein schönes Pferd«, merkte ich an. Maximilian stand in einigen Metern Abstand zu Bahira. Über seiner schneeweißen Hose befestigte er einen Schutz aus Leder, der bis über das Knie reichte. Seine schwarzen Stiefel blitzten. Obwohl wir im Stroh standen und über das Gras gegangen waren, sahen die Schuhe vollkommen sauber aus. Offensichtlich waren sie neu. Der Groom hatte sich inzwischen auf Bahira gesetzt und ritt in leichtem Trab davon. Maximilian lächelte mich an. Stolz lag in seinem Blick, als er ihn über das Gelände schweifen ließ. Ein Fotograf machte eine fragende Geste, ob er uns fotografieren dürfte – für das Klubmagazin. Maximilian legte das erste Mal seinen Arm um mich. Er stellte sich so hin, dass seine Pferde im Hintergrund zu sehen waren. Ich lächelte und schmiegte mich an ihn.

Der Groom kam zurück und stieg ab. Bahira wurde wieder zu den anderen Pferden gebracht und angebunden. »Er kümmert sich um deine Pferde?« Ich wollte verstehen, wie die Sportart Polo funktionierte. Ich hatte keine Ahnung von Polo, und dieses weitläufige Gelände, die vielen Spieler, die Grooms, die Pferde, die weißen Zelte und die Maseratis, die hier aufgereiht am Spielfeldrand standen, sagten über die vom Polo Begeisterten in etwa aus: »Hier sind wir unter uns, wir, die Elite. Hier dürfen wir sein, wie wir sind.« Und Maximilian liebte diese Atmosphäre ganz offensichtlich.

»Ja, Sarah. Die Grooms kümmern sich um die Pferde, sie reiten sie ein, satteln sie und nehmen sie nach den Chukkas wieder in Empfang. Du wirst es gleich sehen.«

Für seine Pferde schien Maximilian sich auch kurz vor Spielbeginn nicht sonderlich zu interessieren. Er reichte mir seinen Arm. Ich umschlang seine Taille, wollte mit ihm Arm in Arm wie ein verliebtes Paar über das Gras gehen. Ich hatte bereits bemerkt, wie die anderen Frauen ihn ansahen. Wieder stand er im Mittelpunkt, zog in seinem Polodress einmal mehr alle Blicke auf sich, stach selbst jetzt, unter so vielen anderen Polospielern, heraus. Maximilian ignorierte meinen Arm um seine Taille und streckte mir den kleinen Finger entgegen. Ich muss ihn irritiert angeschaut haben. »Das habe ich bei meiner Tochter immer so gemacht.« Er lächelte. Wie niedlich, dachte ich bei mir, ein Liebesbeweis, das ist ja jetzt der Liebesbeweis schlechthin. Ich reichte ihm meinen kleinen Finger und mit langsamen Schritten gingen wir zur Tribüne.

»Maximilian«, sagte plötzlich eine Stimme hinter uns. Die Frau war stark geschminkt, ihre Brüste hatte sie in einem engen Kleid nach oben gedrückt, der Lippenstift war knallig, um die Arme trug sie unendlich viele glitzernde Reifen, sie war braungebrannt. So recht wollte sie zu dieser elitären Pologesellschaft nicht passen. »Schön, dass du dich letztes Wochenende bei mir gemeldet hast.« Sie grinste verschmitzt. Letztes Wochenende, schoss es mir durch den Kopf. Maximilian war letztes Wochenende mal wieder in London gewesen. Bei mir hatte er sich, wie bereits beim ersten Mal, nicht gemeldet.

»Das ist Sarah Krüger«, sagte er. »Sie ist Inhaberin einer Werbeagentur. Gerade expandieren sie nach London.«

Ich dachte, ich hätte mich verhört. »Nach London?«, flüsterte ich und spürte den leichten Druck an meinem kleinen Finger, der noch immer um seinen geschlungen war. Wir mussten ein komisches Bild abgegeben haben. Vielleicht interessierte sie gar nicht, was ich beruflich tat? Warum stellte er mich nicht als seine Freundin vor?

»Verstehe«, sagte die Frau und lächelte dabei auf eine Art, die mir nicht behagte. Wir gingen weiter in dieser komischen Haltung, die Finger ineinandergehakt. Meinem fragenden Blick konnte selbst ein Maximilian nicht ausweichen. Ich brauchte nichts zu sagen.

»Die nervt mich so. Sie wollte immer wissen, woher ich mein Sattelzeug bekomme.« Er lächelte abfällig. »Als wenn ich meine Geheimadresse in Buenos Aires bekannt geben würde. Als könnte sie sich so einen Sattel leisten.« Wir kamen zur Tribüne, die vor Sonne und Regen mit einem weißen Dach geschützt war. »Ich habe für dich reserviert. Fünfte Reihe, Mitte. Der beste Platz. Hier bist du dicht dran, sitzt aber trotzdem erhöht. VIP-Bereich eben.« Er deutete in die Richtung der Sitze. »Ach, und ich werde natürlich gewinnen.« Er lächelte wie ein kleiner Junge.

»Du spielst allein?«, fragte ich, in der Hoffnung, ein bisschen mehr zu verstehen. Ich hatte Angst, ich würde die nächsten Stunden nur rennende Pferde sehen und die Dramatik des Spiels nicht begreifen.

»Natürlich nicht, wir sind zu viert. In jede Polomannschaft gehören vier Spieler, aber ich bin die Nummer drei, der Kapitän.« Er klang wie ein Lehrer.

»Also gewinnt *ihr*«, korrigierte ich ihn, gab ihm einfach einen Kuss, drehte mich um und ging zu meinem Platz. Ich beobachtete, wie Maximilian in seinem typischen, langsamen Gang zurück zu seinen Pferden ging. Dann schaute ich mich um. Das weitläufige Gelände war eindrucksvoll. Das Gras war geschnitten wie ein Golfrasen, unter den Bäumen lag kein einziges Blatt, die Natur schien unwirklich, irgendwie ausgeschlossen. Werbebanner mit Marken wie Rolex, Hermès und Maserati waren um das Spielfeld gespannt. Die Autowerbung war unnötig, denn hinter der Absperrung standen die Edelwagen selbst. Mindestens zehn Stück. Dort standen ein paar Millionen Euro, dem Poloball ausgesetzt. Ich sah ein weißes Zelt mit der Aufschrift *Dom Pérignon,* ein roter Teppich führte hinein. In goldenen Buchstaben stand dort *VIP.* Zwei Männer im Eingang kontrollierten die Karten. Dann erklang ein freundliches »Bonjour« aus den Lautsprecherboxen auf dem Gelände. Mein Schulfranzösisch reichte nicht aus, um die Ansprache zu verstehen. Der Sprecher zählte anscheinend Namen auf, Teams, Pferde, es nahm kein Ende. Eine Dame neben mir, die einen roten Hut in der Größe eines Sombreros trug, sagte auf Deutsch zu ihrem Mann, es seien hundertsechzig Pferde hier und vier Dutzend Polospieler aus Deutschland, Frankreich, Italien, der Schweiz, Brasilien und natürlich Argentinien. Der Mann nahm das Fernglas und nickte seiner Frau zu. Um das Spielfeld herum hatten sich die Polospieler in Position gebracht. Sie saßen inzwischen auf den Pferden, die sie für das erste Chukka ausgewählt hatten. Maximilian trug inzwischen einen Polohelm, wie alle aus seinem Team. Stolz saß er im Sattel seiner Stute Bahira. Ich nahm mein Smartphone aus der Handtasche und fotografierte ihn für den Fall, dass ich mir dieses Bild nicht würde einprägen können. Eine Gespanntheit, eine Anspannung, die bis auf die Tribünenplätze spürbar war, lag über dem Gelände.

Das Spiel begann, und es war vor allem – schnell. Jedes Mal knallte es, wenn der Schläger auf den Ball schnellte. Die Pferde galoppierten die ganze Zeit, änderten ständig die Laufrichtung, bremsten aus vollem Galopp. Grassoden wirbelten durch die Luft. Trotz der Entfernung spürte man leichte Erschütterungen, wenn die Hufe auf den Boden schlugen. Eine enorme Kraft und Energie wurde freigesetzt. Nach wenigen Minuten glänzten die Felle der Tiere, wenig später waren sie durchnässt. Bei jedem Schlag fürchtete ich, der Spieler könnte das Bein des Pferdes treffen Ich wusste, was es bedeute, wenn es brechen würde. Maximilian schlug sich anscheinend gut. Das erste Gegentor nahm er hin, das zweite auch. Dann stürzte ein Spieler der gegnerischen Mannschaft. Niemand kümmerte sich darum, das Spiel ging einfach weiter. Maximilian ritt dicht an dem Gefallenen vorbei, als wollte er ihn provozieren. Das gehörte wohl dazu. An der Seitenlinie ritt Harry das nächste Pferd ein und übergab es in der kurzen Pause vor dem zweiten Chukka. Harry nahm Bahira in Empfang, hob den Sattel herunter und führte die Stute im Schritttempo zurück zu den anderen Pferden. Ich erfuhr später, dass der Schritt nach dem Spiel enorm wichtig war, weil sich der Puls normalisieren musste. Die Pferde gingen beim Polo an ihre Leistungsgrenze. Maximilian ritt im letzten und dritten Chukka Lance, machte sogar noch ein Tor, aber sein Team verlor trotzdem gegen die Argentinier. Am Ende hieß es 7:5.

Maximilian ließ sich kaum etwas anmerken, als wir in das Dom-Pérignon-Zelt zur Maserati-Präsentation und dem Offroadparcours gingen. Diesmal reichte er mir seinen Arm.

»Bahira war nicht fit. Das hat der Tierarzt mir letzte Woche schon gesagt.« Er sprach den Namen des Tieres abfällig aus. Die Pferde waren inzwischen wieder in den Ställen, die Grooms kümmerten sich jetzt um sie. Einige Polospieler waren bei ihren Tieren geblieben, Maximilian nicht. »Wozu habe ich Harry?«, meinte er lächelnd und prostete mir zu.

Wir traten hinaus vor das Champagnerzelt und sahen auf das Spielfeld. In einer perfekten Choreografie schwebten Fallschirmspringer auf den Platz. Sie verneigten sich Richtung VIP-Tribüne. Einige Gäste sahen gelangweilt zu, andere applaudierten, wieder andere standen mit dem Rücken zum Platz. Maximilian schaute an seiner weißen Hose herunter. Ich wollte ihn umarmen und küssen, doch er wich zurück, sah sich unsicher um. »Ich schwitze«, lächelte er.

»Vielleicht stehe ich ja auf Männerschweiß.« Wir gingen wieder ins Zelt hinein.

Die anderen Spieler, offensichtlich ebenfalls mit ihren Freundinnen und Frauen unterwegs, kamen zu uns. »Das ist Sarah Krüger.« Die Männer nickten mir freundlich zu. Ich kannte meine Wirkung in meinem engen weißen Kleid. Es machte Spaß. »Ihr gehört eine Werbeagentur.« Die Mannschaft nahm es zur Kenntnis, stellte keine Fragen. Warum tat er das? Warum erzählte er ständig, dass ich eine Werbeagentur besaß?

»Gutes Spiel«, sagte einer der Spieler. Dann klatschten sie sich ab, gingen noch einmal gemeinsam die Spielzüge der Partie durch und versuchten zu analysieren, warum sie verloren hatten.

Plötzlich kam Harry aufgeregt ins Zelt gelaufen. Er scannte unruhig die Menge ab, bis er Maximilian entdeckte. Der stand noch immer lächelnd bei seiner Mannschaft, als Harry ihm auf die Schulter tippte. Ich ging zu den beiden. »Es ist Bahira. Ihr Puls geht nicht mehr herunter. Der Arzt ist bei ihr.« Maximilian schaute Harry nur an. Es war ein undurchdringlicher Blick. »Kommen Sie?« Harry rannte durch das Zelt zurück zu den Ställen. Maximilian blieb regungslos an der Bar stehen.

»Soll ich mitkommen?«, bot ich an. Durch den offenen Zelteingang konnte ich Harry sehen, wie er hektisch über den Platz stolperte. Zwei Männer standen rechts und links neben der Stalltür und nahmen ihn in Empfang. Dann verschwanden sie im Stall.

»Wohin?«, fragte Maximilian und schaute mich unverwandt an.

»Zu Bahira.« Mein Herz raste.

»Es gibt hier gute Ärzte.« Dann drehte er sich zurück zu seiner Mannschaft und bestellte ein weiteres Glas Champagner. Ich wollte nicht weitertrinken. Die Männer lachten. Sie hatten nicht mitbekommen, was Harry Maximilian mitgeteilt hatte.

Dann überschlugen sich die Ereignisse. Ich deutete zum Stall, vor dem gerade ein Pferdetransporter hielt, zwei weitere Männer rannten in den Stall. Kurze Zeit später stand Harry keuchend vor unserem Zelteingang und schrie: »Herr Hardenberg. Kommen Sie, bitte, schnell.«

Maximilian war die Situation fast peinlich, zumindest zuckte er in Richtung seiner Mannschaft mit den Schultern. Die Männer wirkten erschrocken. Sie wussten, dass es etwas Ernstes war. Unter den Augen der gesamten Gesellschaft folgte Maximilian schließlich Harry. Ich ging hinterher. Als wir am Stall ankamen, wurden wir von einem kleinen Mann empfangen, Maximilians Tierarzt, den er immer dabeihatte. Entsetzen lag in seinem Blick. »Bahira. Sie ist tot, Herr Hardenberg.«

Harry begann zu weinen, die anderen beiden Männer knieten neben dem Pferd, das im Stroh lag, als würde es schlafen. Nur Maximilian blieb stehen. Erstaunt schaute er auf das Durcheinander, als würde er versuchen, Ordnung zu schaffen, als würde er das Chaos missbilligen. Mir schossen Tränen in die Augen. Bahira, das Pferd, dem ich vorhin noch eine Möhre gegeben hatte, von dem ich noch ein Foto gemacht hatte, als Maximilian schon auf ihm saß, Stolz im Blick. Es wird das letzte Foto von diesem Pferd gewesen sein, kam es mir vollkommen unnütz in den Kopf. Wie es durch die Sonne galoppiert war, wie schön es gewesen war, wie zutraulich, wie ruhig, wie erhaben. Die Szene jetzt im Stall wirkte surreal, alle liefen durcheinander. Maximilian schloss die Stalltür, plötzlich war es dunkel um uns herum. Dann hörte ich ihn sagen: »Muss ja nicht jeder mitbekommen, was hier vor sich geht.«

Er nahm mich zur Seite, er war vollkommen ruhig. »Bahira ist schon seit Wochen nicht gut drauf gewesen, sie war auch langsamer als sonst. Außerdem ist Harry zu spät losgefahren, Bahira konnte sich nicht akklimatisieren.« Er schaute noch einmal in die Runde. Niemand sagte etwas. Harry weinte und schämte sich seiner Tränen nicht. Es war offensichtlich, dass Maximilians Pferde ihm so nahestanden, als wären es seine eigenen. »Wir können hier jetzt nichts tun«, sagte Maximilian. »Komm, Sarah, wir fahren ins Hotel.«

Von da an erwähnte er sein Pferd mit keinem Wort mehr. Die Trauer schien er mit sich selbst auszumachen, denn nach außen hin wirkte er ganz normal. »Lass uns noch duschen vor dem Dinner«, sagte er, auf seine Uhr schauend. Ich war so durcheinander von alledem, dass ich nicht sprechen konnte.

Wut überkam mich. War das sein einziges Problem? Ich

schaute ihn fassungslos an. Sein Blick war leer. Er starrte vor sich hin. Sprach kein Wort. Erst als wir aus dem Hotel kamen und uns ein Fahrer des Poloklubs in einem gesponserten Maserati abholte, hellte sich seine Miene plötzlich auf. »Vielleicht sollte ich auf Motorsport umsteigen«, sagte er gut gelaunt, als wir uns in den Wagen setzten. Alles schien vergessen. Er bat den Fahrer, noch eine Extrarunde zu drehen. Im Auto untersuchte er jedes Detail, strich mit der Hand über die Lederverkleidung und atmete tief ein. »So ein Auto will ich auch«, sagte er und gab mir vollkommen unvermittelt einen Kuss. Das Auto betörte ihn geradezu, versetzte ihn in eine ausgelassene Stimmung. Er stellte dem Fahrer viele Fragen auf Französisch, dann fachsimpelten sie offensichtlich.

Wir kamen zu spät zu der Gala. Die Leute saßen bereits an ihren Plätzen. Der große helle Raum, der an eine Bahnhofshalle aus der Jugendstilzeit erinnerte, war mit runden Tischen gefüllt. Weiße Tischdecken, glänzendes Besteck.

»Kommst du immer zu spät?«, fragte ich. Plötzlich musste ich wieder an unsere erste Begegnung denken.

»Sarah«, sagte er, und diesmal schaute er mir direkt in die Augen, »die Besten kommen immer zum Schluss.« Ich ließ mich von seiner guten Laune anstecken – bis wir an die Tische kamen und bemerkten, dass unsere Namensschilder nicht nebeneinander standen. Wir saßen nicht einmal am selben Tisch. Die wenige Zeit, die wir hatten, müssten wir nun auch noch getrennt verbringen. Ich schmollte. Offensichtlich saß ich zusammen mit den anderen »Spielerfrauen« an einem Tisch. Alle blond, hübsch, sehr jung. An Maximilians Tisch saß seine Mannschaft und auch der Veranstalter. »Ich denke, ich habe hier gesellschaftliche Verpflichtungen«, sagte Maximilian entschuldigend, dann war er weg.

Mir war das Zuspätkommen unangenehm. Neben meinem leeren Stuhl saß einer der wenigen männlichen Gäste an unserem Tisch. Der Mann hatte grau melierte Haare und trug einen Nadelstreifenanzug ohne Krawatte – ein sportlicher Typ, trotz fortgeschrittenen Alters. Er reichte mir seine Hand und stellte sich vor. »Einar von Gutshausen.« Ein Deutscher, immerhin würde es heute keine Sprachbarriere geben. Ich stellte mich ebenfalls vor. Einar von Gutshausen war ein Gentleman durch und durch. Er stand auf, als ich mich anschickte, Platz zu nehmen. Dann rückte er mir meinen Stuhl zurecht und schenkte mir Weißwein ein.

Ich sah, dass Maximilian uns vom Nebentisch aus beobachtete. So sah er also aus, wenn er teilnahmslos wirken wollte. War er eifersüchtig? Sein Blick ruhte auf mir. Der Champagner schon am Nachmittag, der Wein, das Gefühlschaos, die tote Bahira. Ich war durcheinander und genoss den leichten Rausch, den der Wein auslöste. Katrin würde sagen: »Das hier ist nur betrunken zu ertragen.« Ich hätte sie jetzt gerne hiergehabt, ihr gern alles erzählt. Ich kannte ihre Tierliebe. Was hätte sie dazu gesagt? Maximilian war so eiskalt, dass ich Angst bekam. Warum interessierte er sich nicht für den Tod eines Pferdes, das er offensichtlich seit Jahren gekannt hatte? Harry war vor Trauer zusammengebrochen. Seine Augen verweint, hatte er regelrecht geschwankt in seinem Unglück. Ich würde den Anblick dieses Mannes nicht vergessen können. Maximilian hatte er wütend angefunkelt. Meine Bewunderung für Maximilian hatte einen Riss bekommen, ein Gefühl keimte in mir auf, das mir Angst machte und mich verunsicherte. Vielleicht hat meine Liebe zu ihm nur einen Kratzer bekommen, dachte ich. Mir war kalt. Unmöglich, es anders zu beschreiben.

Als Einar von Gutshausen das Gespräch vom Pferdesport und dem ganzen Tamtam drumherum plötzlich auf Argentinien brachte und vor allem von den Menschen dort erzählte, war ich dankbar, mich ablenken zu können. Dass er zum Polospielen in Südamerika gewesen war, bekamen seine Tischnachbarn nur heraus, weil sie ihn danach fragten. Komisch dachte ich, bei Maximilian wäre das anders gewesen. Er hätte es ohne Nachfrage einfach erzählt. So war er eben.

Das Essen zog sich lange hin. Fünf Gänge. Es gab zwischendurch kleine Ansprachen, Preise und Pokale wurden übergeben. Auch Maximilian bekam eine Art Anerkennung, eine Urkunde, die ihm als Kapitän der Mannschaft mit großer Geste verliehen wurde. Alle klatschten höflich. Dann wurde es stiller, der Redner erwähnte Bahira. Die Mannschaft schaute mit betretenen Gesichtern zu Boden. Maximilian sah irritiert aus, suchte meinen Blick. Ich wäre jetzt gern neben ihm gewesen, in diesem Augenblick der Trauer wollte ich es sein, die seine Hand nahm. Doch der Moment war so schnell vorbei, wie er gekommen war. Schon wurden weitere Pokale und Auszeichnungen verliehen. Maximilians Blick war wieder neutral. Er hatte heute ein Pferd verloren. Diese Veranstaltung ließ er nur über sich ergehen. Es war seine Art der Trauer. Unendliches Mitleid übermannte mich, fast hätte ich dort, an Ort und Stelle, angefangen zu weinen. Am liebsten wäre ich zu ihm hinübergelaufen und hätte ihn in den Arm genommen, ihn getröstet. Doch das brauchte ich nicht.

Das Dessert kam, ich schaute erneut zu Maximilian hinüber, und noch bevor getanzt wurde, kam er zu mir an den Tisch. Ein New Yorker Star-DJ war gerade dabei, sich einzustimmen, als Maximilian meinen Arm nahm, fast unsanft. »Wir gehen«, sagte er nur. Dann warf er noch einen funkelnden Blick in die Runde, wobei er die Augen kurz auf Einar ruhen ließ. Ich wollte mich noch von dem netten Herrn verabschieden, wir hatten viel gelacht, wir duzten uns, doch nun übernahm Maximilian das Ruder. Er entschuldigte uns und mich. Er bevormundete mich. Ich hätte selbst etwas sagen müssen, aber ich tat es nicht. Ich kannte mich so nicht mehr wieder. Ich wusste nicht, was in Maximilian vorging, wie groß seine Trauer war. Oder war auch Eifersucht mit im Spiel?

An diesem Abend hatten wir das erste Mal keinen Sex, bevor wir schlafen gingen. Es roch nach Alkohol in unserer Suite. Seit dem Auftritt auf der Gala hatte Maximilian kein Wort mehr gesagt, und dabei blieb es auch. Ich bekam keinen Gutenachtkuss an diesem Abend, hatte ich überhaupt jemals einen bekommen? Wenige Minuten später schlief er bereits. Vollkommen ruhig. Oder er tat so. Ich wollte noch mit ihm über Bahira sprechen. Sollte ich nicht in diesem Moment für ihn da sein, gerade jetzt? Die Initiative ergreifen? Über Gefühle konnte er nicht sprechen, so viel wusste ich über ihn schon. Und doch flüsterte ich in all meiner Hilflosigkeit in seinen Nacken: »Es tut mir leid mit Bahira.« Keine Reaktion. Irgendwann in dieser Nacht musste auch ich eingeschlafen sein. Unruhig, traumlos bis in die frühen Morgenstunden.

Ich erwachte, weil die Vögel den Sonnenaufgang ankündigten, unser Fenster stand einen Spalt offen. Frische kühle Luft drang ein. Ich tastete auf das Kissen neben mir. Wo war Maximilian? Ich hob den Kopf, sah mich um. Konnte er nicht schlafen? War es wegen Bahira? Dann sah ich einen schwachen Lichtschein unter der Badezimmertür durchscheinen. Langsam zog ich meine Decke zurück und ging durchs Zimmer.

Meine Füße machten auf dem Teppich kein Geräusch. Ich hörte ihn murmeln, er lachte. Gedämpft, aber herzlich. Ich hatte ihn lange nicht mehr so lachen hören. Mit tiefer Stimme, sonor, charmant. Die Worte konnte ich nicht verstehen, die Tür zum Badezimmer war zu dick. Schnell sprang ich zurück ins Bett. Kurze Zeit später kam auch er und legte sich wieder auf die Seite.

»Wie hast du geschlafen?«, fragte ich ihn später, nach Stunden der Unruhe an diesem anbrechenden Morgen.

»Gut«, sagte er, »tief und fest.«

»Ich habe gehört, wie du heute Nacht aufgestanden bist«, sagte ich und schaute ihm direkt in seine Augen. Er lag auf dem Rücken, ich schmiegte mich an ihn und hob meinen Kopf, als ich zu ihm sprach und auf seine Reaktion wartete.

»Ach ja, stimmt, musste mal aufs Klo.«

»Nur aufs Klo?« Ich wünschte mir in dieser Sekunde nichts sehnlicher, als dass er mir sagte, dass er telefoniert hatte, dass er trauerte, dass er mit jemandem gesprochen hatte, und sei es nur geschäftlich. Irgendwo auf der Welt. Ein Geschäftsmann, eine dringende Angelegenheit.

»Ja, Sarah, nur aufs Klo«, sagte er. Dann stand er auf und ging ins Bad.

Kapitel 11
Gebrandmarkt

Es war keine bewusste Entscheidung, aber das Paris-Wochenende ließ mich Abstand zu Maximilian gewinnen. Minimalen Abstand. Ich schaute nicht mehr ständig aufs Handy, ich telefonierte ihm nicht mehr ständig hinterher. Ich wartete ab, bis er sich meldete. Ich hatte mich einige Zentimeter aus dem Netz befreit, mit den Flügeln geschlagen und gespürt, dass ich sie noch bewegen konnte – zur großen Freude von Katrin, denn plötzlich war ich wieder häufiger in unserer Agentur. Dass wir in den letzten Wochen und Monaten nicht mehr fleißig Seite an Seite gearbeitet hatten, hatte Spuren hinterlassen. Aus der Not heraus hatte Katrin Abgabetermine verschieben müssen. Allein hatte sie die Aufgaben nicht mehr bewältigen können. Es lagen viele Anfragen für Texte und Broschüren von Sportartikelherstellern vor.

»Warum hast du nichts gesagt?«, fragte ich Katrin, als ich nach Stunden die unzähligen Mails gelesen hatte und sich die ausgedruckten, also dringenden Anfragen vor mir auf dem Schreibtisch stapelten.

»Dich?« Katrin lachte. »Das war nicht möglich.« Ich verstand, und in diesem Moment war es mir unangenehm, dass Katrin so viel Arbeit allein hatte machen müssen. Gleichzeitig überfiel mich eine noch tiefere Zuneigung zu ihr.

»Katrin, du bist das Beste, was mir im Leben passiert ist.« Sie winkte ab. »Lass uns heute Abend essen gehen. Ich lade dich ein. Wir gehen zu unserem Lieblingsitaliener. Nur wir beide.«

»20 Uhr«, sagte sie, dann verschwand sie und ging zurück in ihr Büro. Ein Abend zu zweit, ich freute mich darauf. Die Paris-Geschichte wog schwer, es war, als hätte ich einen Rucksack auf meinem Rücken.

Als ich gerade damit beginnen wollte, meine ausgedruckten Mails Stück für Stück abzuarbeiten, piepte mein Handy. Maximilian schrieb: »Überraschung. Heute Abend, 20 Uhr, Hamburger Berg, vor dem Lucky Star.« Ich musste lachen. Der Hamburger Berg, eine Seitenstraße der Reeperbahn, in der regelmäßig das Nachtleben tobte, und Maximilian – das passte nicht zusammen. Dort war es schmutzig, verrucht, dort würde er auf Menschen treffen, denen er im normalen Leben niemals begegnete, Menschen, bei deren Anblick er einen Schritt zurücktreten würde. Hier endeten die Junggesellenabschiede in den Morgenstunden, hier gab es Kneipen, in denen man sein Bier festhalten musste, damit es einem nicht aus der Hand gerissen wurde, hier gab es Boxställe, die vollkommen unbekannt waren und die es mit den Regeln nicht so genau nahmen. Der Mann mit dem Polooutfit in dieser düsteren Seitenstraße?

»Schade, bin schon verabredet«, schrieb ich zurück. Ich konnte nicht ahnen, was ich mit einem solchen Satz auslösen würde. Die Tatsache, dass ich keinen Namen nannte, trieb ihn offensichtlich in den Wahnsinn.

»Sarah, bitte. Ich kann nur heute nach Hamburg kommen.« Er bat mich? Das war neu. »Es ist ein besonderes Geschenk. Für die schönste Frau der Welt«, legte er nach. Wie süß, dachte ich sofort, und wieder überkam mich dieses Kribbeln. Ich wusste, Maximilian würde am Freitag zu einer Geschäftsreise nach New York aufbrechen. Wie lange er bleiben würde, hatte er offen gelassen. Ich wusste also nicht, wann ich ihn wiedersehen würde. Außerdem: Unser letztes Wochenende in Paris – so konnte es nicht stehenbleiben. »Sweety«, schrieb er, »ein Geschenk für die Ewigkeit.« Ich war gespannt. Aber warum auf der Reeperbahn? Kannte er mich so wenig? Meine Gedanken rasten. Was wollte er mir dort schenken? Katrin ging an meinem Büro vorbei. Ich rief sie zu mir, ich wusste, sie würde es verstehen. Und sie hat es verstanden.

»Wir verschieben unseren Termin nur. Auf Morgen. Ich schwöre es dir.«

»Kein Problem, aber pass auf dich auf«, sagte sie. Keine Spur von Enttäuschung lag in ihrem Gesicht.

»Pasta mit Trüffeln«, rief ich hinterher. Dann schrieb ich Maximilian: »20 Uhr.«

»Rot mit Spitze«, simste er zurück, dahinter einen Smiley. Ich ärgerte mich über mich selbst, dass ich so schnell nachgegeben hatte, und noch mehr, dass ich fünfzehn Minuten früher am verabredeten Ort stand. Ich trug schwarze Stiefel und einen langen Mantel. Ich hatte versucht, einen Mittelweg zwischen dem Hamburger Nachtleben und erotischem Schick zu finden. Natürlich hatte ich mir zuvor noch rote Unterwäsche gekauft und war deswegen früher aus dem Büro gegangen. Die Mails würde ich auch morgen noch beantworten können, die Absender rechneten wahrscheinlich ohnehin mit keiner Antwort mehr. Ich hatte Katrin beim Rausgehen darum gebeten, alles liegen zu lassen. Mein Gewissen quälte mich. Katrin würde noch lange nach mir im Büro sitzen, den Kopf über die Layouts gebeugt, sich die Augen reibend. Das Bild hatte etwas Unerträgliches, aber es tauchte wieder und wieder vor meinem inneren Auge auf. Was war aus mir geworden?

Ich hätte Maximilian fast nicht erkannt. In seiner Lederjacke, seiner Jeans und seinen schwarzen Nike-Turnschuhen sah er aus wie aus einem Film. Sein Haar war kunstvoll verwuschelt. So cool gekleidet hatte ich ihn noch nie gesehen. Es fehlten nur die Zigarette im Mundwinkel und die Cowboystiefel, schon würde man an Marlon Brando denken. Ich wusste, sein Outfit war nicht zufällig gewählt, auch wenn er den Anschein erwecken wollte, er hätte nur wie nebenbei in den Schrank gegriffen. Er roch gut, frisch und nach einem Parfüm, das ich noch nicht an ihm kannte. Maximilian hatte offensichtlich eine andere Seite, die ich auch nach Monaten noch nie an ihm hatte erleben dürfen.

Dann gingen wir durch die Straße. Überall bunte Lichter, Bierreklame, an den Stehtischen auf dem Bürgersteig standen die ersten Gäste. Noch war es leer hier, das Abendgeschäft hatte noch nicht begonnen. Maximilian hatte mich in den Arm genommen, es fühlte sich ungewohnt an, fast fremd. Ich erkannte ihn kaum wieder. Er sprach ständig darüber, wie er in seiner Jugend die Gegend unsicher gemacht hatte, wie er als DJ gearbeitet hatte. Er sei ein Nachtschwärmer gewesen, vor allem in seiner Zeit in New York. Dort hätte er eine Zeitlang bei Warner Brothers gearbeitet, bevor er sein eigenes Label gegründet hätte. Ich bekam Maximilian so schwer mit diesem Menschen zusammen, den er mir gerade beschrieb, doch ich genoss es. Heute war er unkompliziert. Oder verstellte er sich nur? War er der Mann im Polo-Outfit in Paris oder eher dieser Typ neben mir in der Lederjacke, der unverschämt gut aussah, den ich festhalten wollte? Ich fühlte mich plötzlich jünger als sonst. Wir stellten uns an einen der Stehtische auf dem Bürgersteig. »Warte hier«, sagte er. Er verschwand im Inneren der Kneipe. Musik drang auf die Straße. Wenig später kam er mit zwei Gin

121

Tonics zurück. Er plauderte weiter, er lachte viel. Wo war der steife Maximilian geblieben?

»Was ist los?«, fragte ich schließlich.

»Überraschung«, sagte er nur und schaute auf die Uhr. »Wir haben noch ein bisschen Zeit. Ich hole uns noch einen Gin Tonic.« Ich hob abwehrend die Hände, da ich noch nichts gegessen hatte. Ich hatte ja keine Ahnung gehabt, was mich erwarten würde, und war fest von einem Essen ausgegangen, in irgendeinem teuren Restaurant. Doch dann kam der zweite Gin Tonic. Bald schon war ich betrunken, aber es versetzte mich in eine Art Euphorie. Maximilian war so gelöst und gut gelaunt, dass es auf mich abfärbte. Er küsste mich, und dann sagte er: »Wir müssen los.«

Wir gingen ein Stück die Straße hinunter, er hielt mich im Arm. Ich war gespannt, nervös. Was wäre, wenn es mir nicht gefallen würde? Was würde mich hier erwarten, in dieser Gegend, die zu dem Maximilian, den ich kannte, so gar nicht passte. »Das«, eröffnete er mir schließlich, »ist die legendärste Tätowierstube der Welt. Der Mann, der sie betreibt, ist ein Künstler.« Ich stand wie angewurzelt vor der Eingangstür.

»Du willst dich tätowieren lassen?« Plötzlich verstand ich sein Outfit. An einem solchen Ort erschien man nicht in einem Dreiteiler. Maximilian öffnete die Tür und ließ mir den Vortritt. Zögernd ging ich die wenigen Stufen in den Keller hinunter. Die Wände waren übersät mit Tattoovorlagen. Schlangen, Motorräder, zerbrochene Herzen, Drachen, spektakuläre Schriftzüge. In der Ecke surrte es. Ein Mann hatte seinen Arm auf eine Ablage gelegt, als würde man ihm Blut abnehmen. Konzentriert und still arbeitete der Tätowierer. Er hob nicht einmal den Blick.

»Max«, rief schließlich ein korpulenter Mann aus dem hinteren Teil der Stube. Er war hinter einem Vorhang hervorgekommen. Offensichtlich gab es noch mehr Räume.

»Alfred«, sagte Maximilian. Alfred trug einen Vollbart, auf seinem Kopf saß ein schwarzes Ledercappy. Seine Arme waren tätowiert, wahrscheinlich auch sein gesamter Oberkörper. Alfred und Maximilian nahmen sich in den Arm wie alte Freunde. Noch nie hatte ich Maximilian so eng mit jemandem gesehen, nicht einmal mit seiner Mannschaft. Sie waren ohnehin die Einzigen, die ich aus seinem Umfeld bisher kennengelernt hatte. Er sprach immer von Freunden und von seinen Kindern, doch gesehen hatte ich sie bisher nie. War dieser Alfred ein Freund von ihm? An so jemanden hatte ich nicht gedacht, wenn ich mir seine Freunde vorgestellt hatte.

»Hallo Sarah«, sagte der Mann. Maximilian hatte mich noch nicht vorgestellt. Woher kannte er meinen Namen? Ich reichte ihm die Hand.

»Zeig mir die Zeichnung«, forderte Maximilian Alfred auf.

»Erst einmal einen Kaffee? Und dann in Ruhe reden«, entgegnete der Tätowierer. Er war einer von der Sorte, die sich garantiert nicht von Maximilian herumkommandieren lassen würde, so viel stand fest. Alfred verschwand wieder hinter dem Vorhang, offensichtlich befand sich dahinter eine Küche. Kurze Zeit später kam er mit drei schwarzen Bechern zurück. »Milch? Zucker? Sarah?« Die Selbstverständlichkeit, mit der er meinen Namen nannte, irritierte mich. Maximilian muss bei ihm gewesen sein, er muss ihn auf mich vorbereitet haben. Es sollte mir recht sein. Eine Tätowierung würde lange dauern, das wusste ich. Warum ich unbedingt dabei sein sollte, war mir allerdings ein Rätsel. Ich schaute mich weiter um. Es gab drei Tätowierplätze, einer davon war besetzt. Das Schweigen, mit dem in der Ecke das Werk verrichtet wurde, die angespannte Konzentration, das Surren als einziges Geräusch in der Luft, es hatte etwas Magisches.

Alfred rückte mir und Maximilian zwei Stühle zurecht. Wir setzten uns um einen kleinen Bistrotisch. Alfred griff in ein Regal hinter mir und legte eine Zeichnung auf den Tisch, einen Schriftzug. »To the Max« stand dort. Es war ein schöner Schriftzug, die Buchstaben nur dezent verziert. Er gefiel mir. Ich liebte schöne Schriftzüge, immerhin waren sie Teil meines Berufs. Alfred trank von seinem Kaffee, Maximilian ebenso. Dann stellte er den Becher ab. »Wohin, Sarah?«

Ich verschluckte mich. »Ich?«, stammelte ich. Ein Stottern, mein Herz setzte einen Schlag aus.

Maximilian lächelte. »Es ist ein Geschenk!« Die Stille war schmerzhaft, das Surren in der Ecke des Raumes setzte einen Moment lang aus. Was danach mit mir passierte, kann ich heute kaum noch sagen. Maximilian strahlte über das ganze Gesicht, der Tätowierer bereitete alles vor, der Schriftzug sah stilvoll aus – und plötzlich wollte ich es. Ohne groß zu überlegen. Ich würde ihm einen Gefallen tun, eine Liebe für die Ewigkeit einbrennen. War ich bereit? Alles fügte sich wie selbstverständlich zusammen. Ich sah mich mit diesem Tattoo. Ich hatte noch nichts weiter gesagt, Maximilian schaute mich gespannt an. Was würde ihn jetzt am meisten überraschen? Er musste mit einem Nein rechnen, was, wenn ich nun Ja sagte?

»To the Max«, sagte ich mit fester Stimme. »Für dich!«

Maximilian hatte in diesem Moment ein umwerfendes Lächeln. Er sah aus wie ein kleiner Junge vor dem Weihnachtsbaum. Unwiderstehlich.

»Da, wo nur wir es sehen können«, flüsterte ich. Ein Nein war kaum noch möglich, und so setzte ich mich auf die Liege, zog mein Kleid hoch und zeigte Alfred die Innenseite meines Oberschenkels. »Das X soll hier enden.« Ich ließ meine Finger über den roten Slip bis kurz unter den roten Stoff laufen. Ich kannte die Wirkung, die solche Gesten auf Maximilian hatten. Alfred gab sich so emotionslos wie ein Arzt, sehr professionell. Maximilian aber wurde rot, seine Augen flackerten vor Lust. Jetzt hatte ich ihn im Griff, diese Runde des Spiels ging an mich. Ich tat etwas, das ich mir selbst nie zugetraut hätte, ich überwand mich und auch den Schmerz, den ich die nächsten zwei Stunden über mich ergehen ließ. Wieder und wieder stachen die Nadeln in die empfindliche Haut meines Oberschenkels, je höher die Nadel lief, desto schmerzhafter wurde es. Ich sah Tinte, ich sah Blut, und ich sah Maximilian, wie er vollkommen konzentriert auf mein Bein schaute. Es schien ihn zu erregen, ungeheuer zu erregen. Was ging in ihm vor? War ihm bewusst, was hier passierte? Hatte er mich am Ende nur testen wollen? Ich glaube, er war mindestens so überrascht von mir wie ich selbst. Ich spürte, dass dieser Moment etwas verändern könnte. Es war ein Liebesbeweis. Ich hatte vorgelegt, wollte ihm beweisen, dass ich bereit war, mich auf ihn einzulassen. Mit Haut und Haaren im wahrsten Sinne des Wortes. Nach alledem, was er durchgemacht hatte mit seiner Frau, seiner zerbrochenen Familie, konnte er mir vertrauen. Ich war bereit, alles zu tun. Wieder und wieder surrte es hart und schmerzvoll. Ich brauchte eine Pause. Maximilian nahm meine Hand, ich drückte zu, ich zitterte. Ich hatte Tränen in den Augen, überwältigt von dem Moment und vom Schmerz und der merkwürdigen Euphorie, die mich immer überkam, wenn ich etwas tat, was noch lange eine Bedeutung in meinem Leben haben würde. Am Ende, bevor die Folie zum Schutz der Haut auf den Schriftzug gelegt, bevor die Creme auf meinen Oberschenkel aufgetragen wurde, fotografierte Maximilian mich, wie ich dort lag, mein Kleid nach oben geschoben, für immer mit seinem Namen gebrandmarkt. Der Schriftzug war nicht allzu groß. Das X endete genau am Slipansatz. Niemand würde es zufällig sehen können. Und ich tröstete mich damit, dass »The Max« auch der Songtitel eines der besten Prince-Songs aller Zeiten war. Nur Katrin würde ich das Tattoo zeigen. Bezahlt hatte Maximilian offensichtlich schon im Voraus.

Als wir spät am Abend über die Reeperbahn gingen, ich mit langsamen, schmerzhaften Schritten, sprach zunächst niemand von uns beiden. Dann gab Maximilian mir einen Kuss, vollkommen unvermittelt. Die Worte »Ich bin überwältigt« sprach er nicht aus, aber sein Blick sagte es, und wie immer, wenn ihm die Worte für das Wesentliche fehlten, lenkte er ab.

»Lass uns schöne Wäsche für dich kaufen.« Mit einem sanften Druck schob er mich in einen Erotikshop. Mein erstes Mal. Unsicherheit überkam mich, ein verstohlener Blick zur Tür, hatte mich jemand gesehen? Maximilian ging in die Erotikwäscheabteilung. Ich zögernd, auf nicht vertrautem Terrain, obwohl ich schon oft Wäsche mit Spitze gekauft hatte, von der ich wusste, dass Maximilian sie mögen würde. Ich war überrascht, als er im Regal gezielt nach einem schwarzen Slip und einem BH griff. Exakt meine Größe, 75 C. Der Mann kannte sich aus. Ungewöhnlich, dachte ich. »Probiere sie an«, bat er mich.

»Ich weiß, dass sie passt.«

»Trotzdem, Sarah. Bitte«, sagte er. Und so ging ich in die Kabine. Ich betrachtete mich vor dem großen Spiegel, gefiel mir in der Unterwäsche. Ich hatte lange gebraucht, sie anzuziehen, weil ich versuchte, mein Tattoo nicht zu berühren. Plötzlich aber wollte ich wissen, wie es wohl aussah. Vorsichtig zog ich die Folie ab, es schmerzte weniger als erwartet. Wenn man nicht direkt drauffasste, ging es. »To the Max«, sagte Maximilian, der nun neben mir im Spiegel zu sehen war. In der Hand hielt er Strapse, Stolz lag in seiner Stimme. Ungläubig schaute ich ihn an.

»Ich schenke sie dir.« Maximilian war zu mir in die Kabine getreten, es war eng. Er befestigte die Strapse an meinen Strümpfen. »Perfekt«, flüsterte er, dann trat er dicht hinter mich, den Blick auf unser Spiegelbild geheftet. Ich spürte, dass er erregt war. Aber mich ihm hier in der Umkleidekabine eines Erotikshops hinzugeben – nein, das würde ich nicht tun. Doch darauf war Maximilian offensichtlich auch nicht aus.

»Komm, ich zeige dir noch mehr«, flüsterte er in mein Ohr. »Zieh dir was an. Ich werde dir noch Stiefel aussuchen.« Es schien, als würde er keine Widerrede dulden. Er war in seinem Element, richtig aufgeregt. Die Stiefel hatte er schnell gewählt, Schlangenleder, sehr auffällig, ziemlich nuttig, aber ich wollte ihm den Spaß nicht verderben. »Jetzt gehen wir in die Spielzeugabteilung«, verkündete er und zog mich aufgeregt durch den Laden. Vor einem Regal mit Dildos in allen Größen stand ein junges Paar. Sie kicherten, hielten sich Gummi- und Plastikgeräte vor die Nase. Die Szene hatte etwas Surreales, ich fühlte mich unsicher und hatte feuchte Hände, aber es war auch spannend. »Guck dir diesen Vibrator an.« Maximilian nahm einen rosa Vibrator von einem Haken.

»Ich weiß nicht«, sagte ich, »mir fehlt die Erfahrung.«

»Lass Max mal machen«, erwiderte er grinsend. Dann holte

er einen kleinen Einkaufskorb, legte Gleitgel hinein und einen Dildo in Übergröße dazu. Offensichtlich konnte er sich nicht entscheiden, er kaufte gleich noch ein ganzes Paket, in dem die Dildos in unterschiedlichen Größen und Farben aufgereiht waren. Das Paar schaute zu uns hinüber. Maximilian bemerkte es nicht. Er stand mit einer Mischung aus Staunen und Selbstverständlichkeit vor dem Sortiment.

»Gibt es auch etwas, an dem du Spaß hast?«, wollte ich wissen. Mit ein bisschen Fantasie war mir inzwischen klar, dass die Dinge in unserem Einkaufskorb vor allem für mich bestimmt war. Er sagte kein Wort, schaute mich auch nicht an. Dann ging er zu einem Regal und holte ein Päckchen herunter. Ich hatte so etwas noch nie gesehen. »Cockring«, stand auf der Plastikhülle. Er wählte einen blauen aus. Sein Korb war inzwischen gefüllt.

»Wir würden gern nach unten gehen«, sagte Maximilian plötzlich zu dem Angestellten, der gerade Dildos sortierte.

»Bitte schön, folgen Sie mir.«

»Jetzt wird es spannend«, raunte Maximilian, dann zog er mich mit sich die Treppe runter. Er öffnete eine Tür, die mir bisher gar nicht aufgefallen war, und wir betraten den Hardcoreraum. An Bügeln hingen Ganzkörperanzüge aus Gummi. Nur die Nase und der Mund waren frei. Daneben eine Sammlung mit Masken. Es wirkte wie ein Labor, klinisch, geradezu unheimlich.

»Sind das Gasmasken?«, fragte ich.

»Ja.« Der Verkäufer nahm eine in die Hand, sie war in Militärfarben gehalten. »Es erhöht die Lust, die Luft wird reduziert.« Er erklärte ihre Funktion so, wie der Verkäufer eines Elektromarktes es mit einem Wasserkocher tun würde. Ich war froh, dass selbst Maximilian, der sich offensichtlich mit jedem

Spielzeug auskannte, darauf nicht reagierte. Wir kamen zu den Penispumpen.

»Die kenne ich«, meinte Maximilian.

»Die brauchst du doch nicht«, sagte ich. Er erklärte mir in aller Ruhe, wie sie funktionierte, dass sie durch ein Vakuum die Erektion hervorruft. »Du brauchst dadurch nicht mehr Hand anlegen?«, wollte ich wissen. Immerhin war das ein Thema, das mir keine Ruhe ließ, bei dem ich nur auf den richtigen Moment gewartet hatte, um es anzusprechen. Jetzt waren wir ganz dicht dran. Aber auch der Verkäufer hörte gerade zu, um seine Produkte zur Not mit weiteren Erklärungen anpreisen zu können. Maximilian rettete die Situation mit einem Witz.

»Das ist ein Sexspielzeug für die Faulen.« Er lachte schallend.

Mir war die Umgebung fremd, es war ungewohnt, zwischen all den Dildos zu stehen. Bei einigen Geräten an der Wand konnte ich mir nicht vorstellen, wie sie funktionierten, bei anderen wollte ich es nicht, und in dem Separee lösten sie sogar Beklemmungen aus. Nicht so bei Maximilian. Er ging durch den Laden wie durch einen Supermarkt. Er kannte sich bestens aus, sprach laut, lachte, nichts war ihm unangenehm.

Vor den Filmen blieb er lange stehen. Er schaute sie sich in Ruhe an und wählte am Ende drei aus, die er kaufte. »Für uns«, raunte er, als würde er mir ein Geheimnis anvertrauen. Wir beide, dieser Einkaufskorb mit dem Spielzeug und den Pornos, das Verschwörerische zwischen uns – es würde uns näher zusammenbringen, kleine Geheimnisse schweißen zusammen. Zuerst das Tattoo, das niemand anderer sehen würde, und jetzt dieses Spielzeug, das nur uns beiden gehörte. Ich rang mit meiner aufkeimenden Spießigkeit, von der ich bislang gar nichts gewusst hatte, aber ich gewann. Ab sofort wollte ich offener sein, experimentieren. Was sollte schon passieren? Vielleicht würde es Spaß machen, vielleicht würde es Maximilian emotional öffnen, vor allem nach dem, was ich heute schon alles für ihn getan hatte. Ich war bereit für dieses Abenteuer – für Maximilian. Ich würde ihn schon aus seinem Panzer herausholen. Auch mich überkam plötzlich eine Euphorie für all die Instrumente um mich herum. Ich ließ meiner Fantasie freien Lauf – und sie wurde schmutzig.

Kapitel 12
Das Bett ist ein Spielplatz

Endlich war wieder das Gefühl der Vorfreude da, die Spannung, das erotische Knistern, wenn ich nur an Maximilian dachte. Die ganze Bahnfahrt von Hamburg nach Berlin stellte ich mir vor, was wir heute alles miteinander anstellen würden. Allein, mir fehlte die Erfahrung. Ich würde mich fallen lassen müssen. Im Grunde meines Herzens war ich nicht besonders scharf auf die Erfahrungen, die dieses Plastikzeug mir bescheren würden, aber ich wollte es für Maximilian tun. Ich wollte ihm Vertrauen und Liebe entgegenbringen. Seine Pornofantasien, die DVDs, dies ganze Spielzeug und ich in Strapsen, all das bedeutete ihm etwas, es machte ihn glücklich. Ein schöneres Gefühl gab es nicht für mich. Mein Tattoo schmerzte nicht mehr. Alfred hatte hervorragende Arbeit vollbracht. Ich erwischte mich dabei, wie ich es bereute, mir das Tattoo an eine Stelle stechen zu lassen, die für die Öffentlichkeit verborgen bleiben würde. Ich fühlte einen gewissen Stolz, und es war schön. Ich hätte es gern mit anderen geteilt, hatte es aber nur Katrin zeigen können. Während des Essens beim Italiener waren wir zusammen aufs WC gegangen, hatten uns wie zwei Teenagermädchen in eine Kabine eingeschlossen, ich mit heruntergezogenem Rock. Katrin gefiel das Tattoo. Auch ihr fiel sofort der Song von Prince dazu ein.

Eine SMS riss mich aus meinen Gedanken. »Bist du rasiert?« Dahinter ein Smiley mit roten Wangen.

»Wie ein Babypopo«, schrieb ich.

»Beeil dich«, schrieb Maximilian.

Wie gespannt er auf mich gewartet hatte, war zu spüren, als er die Tür zu seinem Penthouse öffnete. Auch wenn das angedeutete Küsschen auf die Wange eher an die Begrüßung einer alten Freundin erinnerte, ging von ihm eine gespannte Erregung aus. Wieder roch er nach diesem neuen Parfüm. Ich ignorierte den Wangenkuss und drückte ihn an mich. Sofort erwiderte er meine stürmische Begrüßung. Die Tür fiel ins Schloss, und wir lagen wenige Minuten später auf den Kissen in seinem Schlafzimmer.

Alles glänzte, wie immer. Der Raum war bereits dezent beleuchtet. Ein gedimmter Strahler war auf den schräg hängenden Spiegel gerichtet, der so perfekt an der Wand ausgerichtet war, dass man sich bei allem, was man auf dem Bett tat, beobachten konnte. Als ich unseren Einkauf betrachtete, der sorgfältig auf den beiden Nachtschränken verteilt lag, und auf seinen Einsatz wartete, wurde mir klar, dass es heute viel zu sehen geben würde. Natürlich musste ich zuerst duschen, dann sollte ich die neuen Strapse anziehen und dazu die Schlangenlederstiefel. Maximilian entschied, dass ich keinen BH tragen sollte. Er hatte wieder dieses wilde Flackern in den Augen, diese Unruhe und die starke Konzentration. Die Penispumpe hatte er bereits angelegt. In wenigen Sekunden bekam er eine beeindruckende Erektion. Sein bestes Stück, dass ohnehin schon so stattlich war, dass es einem Angst einjagen konnte, wirkte durch das Plastik enorm groß. Dann nahm Maximilian mit großer Ruhe den Penisring aus der Verpackung. Kein hektisches Aufreißen, keine von Erotik angetriebene Gier. Er schob ihn sich über den Penis bis zum Schaft und erklärte, jetzt würde seine Erektion noch länger anhalten.

»Das ist nicht nötig«, lächelte ich, »ich komme immer zu meiner Befriedigung, glaub mir«, und schon war er über mir und küsste mich kurz und hart. Dann drehte er mich um, zog mich an der Hüfte nach oben und schob mir schmerzhaft einen Dildo in den Hintern.

»So gefällt es dir«, raunte er. Ich hatte mir vorgenommen, alles mitzumachen, zumindest dieses eine Mal. Es sollte sein Tag werden, seine Nacht. Auf dem großen Flachbildschirm besorgten es zwei Frauen einem Mann. Wir wurden zu einem Teil des Pornofilms. Ich spürte Maximilians Sperma in meinem Gesicht, wieder war er nicht in mir gekommen. Er nahm meine Finger und wischte das Sperma über meine Brüste. Ich fühlte mich nicht wohl, aber Maximilian war in seinem Element. Er betrachtete sich im Spiegel, spannte seine Muskeln an. Er sah nicht, dass ich ihn dabei beobachtete, wie er den Kopf zurückwarf und sich mit der Hand durch die Haare strich. Mich schaute er nicht an. Das Gefühl, benutzt worden zu sein, verstärkte sich. Statt für mehr Nähe zu sorgen, wurde diese Nacht zu einem Porno. Nichts unterschied mich mehr von der Frau auf dem Flachbildschirm, die mit geschlossenen Augen auf einem Schreibtisch lag, während ein Muskelprotz von hinten in sie hineinstieß, seine Hand in ihren Haaren. Maximilian und der schwitzende Mann in dem Büro sahen sich jetzt ungeheuer ähnlich. Und ich? Ich war an diesem Abend nicht mehr ich selbst. Ich war nicht mehr Sarah. Ich hatte mich verloren, wusste, dass mir das, was Maximilian mit mir tat, nicht gefiel. Der Sex wurde zu einem derart mechanischen Vorgang, dass ich nichts mehr empfand. Wieder und wieder bearbeitete er mich mit dem Dildo, dann mit dem Vibrator. Er steckte mir seinen Penis in den Mund, ich umschlang ihn mit der Zunge, er stöhn-

133

te nicht. Dann kam er zum zweiten Mal. Diesmal spritzte er über meine Brüste und mein Kinn. Ich zuckte zurück, Maximilian bemerkte es nicht, sein Blick war auf den Spiegel geheftet. Es war, als hätte er Sex mit sich selbst, als diente ich nur noch als Vorlage, als Objekt, als Spielzeug.

Ich musste aufstehen, nichts stimmte hier mehr, nichts war mehr gut. Wortlos ging ich ins Badezimmer. Ich setzte mich auf die Klobrille und begann zu weinen. Ganz leise, dann immer heftiger. Was war das? Was war hier passiert? Die wenigen Momente der Nähe, die ich bisher zwischen Maximilian und mir gespürt hatte, waren in dieser Pornonacht erstickt worden. Er hatte mich nicht gestreichelt, nach dem Kuss zu Beginn war ich sofort zu einem weiteren Spielzeug in seinem Sortiment geworden. Er nutzte mich zu seinen Zwecken. Je mehr Nähe ich wollte, umso weiter entfernte er sich von mir. Es war unmöglich, Nähe zu diesem Mann aufzubauen. Ein schaler Geschmack. So etwas würde ich nie wieder mitmachen. Es war mir inzwischen egal, ob er mein Weinen, mein Schluchzen hören würde. Meine Strapse hatte ich noch an, meinen Slip nicht. Mein Tattoo brannte, Maximilian hatte wieder und wieder daran geleckt und den Dildo darübergezogen. Ich brauchte irgendeine Creme, Fett, Feuchtigkeit. Alfred hatte mir dazu geraten, wenn es noch brennen würde. Es brannte – sehr sogar. Im Regal, exakt mittig auf dem Glas ausgerichtet, stand eine Kulturtasche. Ich nahm sie herunter, öffnete den Reißverschluss und was ich sah, ließ mich erstarren. Eine weitere Dildokollektion. Eine, die ich noch nie gesehen hatte. Wir hatten sie nicht zusammen gekauft.

Kapitel 13
Die einzige Gesellschaft, in der man es ertragen kann, ist man selbst

Am nächsten Morgen wollte ich mit Maximilian über alles sprechen. Er hatte den Bogen überspannt. Die Nähe, die ich suchte, war ironischerweise in immer weitere Ferne gerückt. Doch ich schaffte es noch nicht, das Thema anzuschneiden.

Es hatte mich viel Überredungskunst gekostet, aber jetzt war es so weit, ich sollte seinen besten Freund kennenlernen. Oft hatte ich darum gebeten, einmal etwas mit seinen Freunden zu unternehmen. Ich war ungeheuer neugierig. Ständig fielen in den Gesprächen mit ihm die Namen von Geschäftspartnern und Freunden, Bekannten, Nachbarn. Der Freundes- und Bekanntenkreis von Maximilian musste gigantisch sein, aber ich gehörte irgendwie nicht dazu. Natürlich, ein Mann wie er hatte wenig Zeit für sie, das wusste ich bereits, »viel zu wenig Zeit«, wie er mir immer wieder versicherte, aber ich hatte nicht aufgegeben. Zweimal hatte ich ihn bereits zu mir eingeladen, weil ich wollte, dass Sophie ihn kennenlernte. Maximilian war zu einem solch wichtigen Bestandteil in meinem Leben geworden, dass ich ihn vorzeigen wollte, er sollte in meinem Umfeld integriert werden. An diesem Samstag hatte ich es nun wie gesagt endlich geschafft. Wir waren zum Abendessen eingeladen, bei Ulf, seinem »besten Buddy«, wie er ihn bezeichnete. Er wohnte in der Nähe, nur um die Ecke.

Den Tag über verbrachten wir beim Shoppen, er kaufte mir einen ziemlich teuren Ring, und wir waren in seinem Schwimmbad. Maximilian verabschiedete sich zwischendurch immer wieder für wenige Minuten, er musste ständig seine E-Mails checken, starrte minütlich auf sein Handy, das mit dem Display nach unten immer zwischen uns lag. Manchmal vibrierte es, er las die Nachricht, grinste und schrieb zurück. Ich fragte nicht, mit wem er sich schrieb, ich fand, das gehörte sich nicht. »Sprich ruhig weiter, ich bin multitaskingfähig«, meinte er einmal irgendwann am Nachmittag. Das war das Einzige, was er zu seiner ständigen Spielerei mit dem Smartphone sagte.

Die Stimmung zwischen uns war nicht gut. Ich war still, immer noch mit den Ereignissen der letzten Nacht beschäftigt, die mich aufgewühlt hatten. Ich erwartete eine Frage von ihm. »Was ist mit dir?« oder »Willst du mit mir über etwas sprechen?« Worte, die man sagt, um wieder eine Einheit zu werden. Ich fand, es gab Dinge zwischen uns zu regeln, er musste merken, dass es mir nicht gut ging, dass mich etwas bedrückte. Sein Verhalten verwirrte mich zusehends mehr. Von dem, was ich in seiner Kulturtasche im Badezimmer gefunden hatte, wollte ich gar nicht sprechen. Ich war nicht bereit, meine Sehnsucht nach Nähe zu ignorieren, es war an mir, sie zu schaffen, wenn es ihm nicht gelang. Doch je mehr ich es versuchte, desto weiter schien er sich zu entfernen.

Es gab den ganzen Tag über keine Berührung zwischen uns, kein warmes Wort. Still zog er seine Bahnen im Pool, geschmeidig, alles in einer fließenden Bewegung, er schwamm, wie er ging, wie er Räume beherrschte. Ich schaute zu, er schaute weg. Plötzlich holte er eine Flasche Champagner und schenkte uns beiden ein. Ich wollte nicht. Nicht schon wieder Alkohol, keine Betäubung. Champagner verband ich mit bestimmten Anlässen, mit besonderen Momenten. Dass wir zusammen hier waren, hätte schon gereicht – ein gemeinsames Wochenende –, aber das Gefühl der Zweisamkeit wollte sich nicht einstellen. Ich wurde aus alledem nicht schlau. Er kam zu mir herüber, reichte mir das Glas und wollte anstoßen, als sei alles so wie sonst, als würden wir das Zusammensein feiern, doch ich spürte es nicht. Jetzt wäre der Moment für ein »Was ist mit dir?« gewesen, aber es kam nicht. So musste ich das, was auf diese Frage hin aus mir herausgesprudelt wäre, hinunterschlucken, einmal mehr. Er stellte das Glas neben mich und ging zurück zu seinem Smartphone, das sich wieder bemerkbar gemacht hatte wie ein unzufriedenes Kind, um das er sich zu wenig kümmerte. Dann beschäftigte Maximilian sich lange mit der richtigen Garderobe, verbrachte viel Zeit im Bad und vor seinem Schrank.

»Was ist Ulf für ein Typ?«, fragte ich, um diese Stille niederzuringen.

Maximilian schaute mich an. »Du wirst schon sehen. Wir sind durch dick und dünn gegangen. Er kennt mich gut und ich ihn.« Der Satz machte mir viel Hoffnung. Ich konnte es kaum abwarten, mit einem Menschen zu reden, der Maximilian gut kannte. Endlich jemand, mit dem ich meinen Eindruck von ihm teilen konnte. Ein zweiter Blick, eine zweite subjektive Meinung, die vielleicht ein erneutes Einordnen ermöglichen würden. Bisher hatte ich jeden Millimeter an diesem ungewöhnlichen Mann selbst erforschen müssen. Mich beschlichen immer häufiger Zweifel, ob ich ihn eigentlich verstand. Für mich hatte es eine enorme Bedeutung, seinen besten Freund kennenzulernen. Aber was war es für ihn? Eine

Art Liebesbeweis? Mir einen Blick in sein Umfeld zu genehmigen? Oder war dieser Gedanke absurd, weil es am Ende doch das Normalste der Welt war, sich gegenseitig Freunde vorzustellen? Das Gefühl, dass Maximilian etwas vor mir verbarg, wurde an diesem Tag zu meinem ständigen Begleiter. Der Zweifel an seiner Aufrichtigkeit begrub Stück für Stück die Euphorie, die mich durch die letzten Tage und Monate getragen hatte.

Nicht Ulf öffnete die Tür, sondern seine Frau Christin. Eine hübsche rothaarige Frau mit mittellangem Haar und vor allem einem sehr freundlichen Lächeln. Sie trug keine Schuhe, lief barfuß über die Holzdielen ihres langen Flures. In der Küche begann ein Baby zu schreien. »Ich wusste nicht, dass Ulf Vater ist«, raunte ich Maximilian erstaunt zu.

Er zuckte mit den Schultern. »Hatte ich das nicht erzählt?« Wir betraten eine große Wohnküche, wie sie typisch für Berliner Altbauwohnungen ist. Dahinter ein Esszimmer. Kerzen brannten, der Tisch war geschmackvoll mit einem Kerzenständer und Blumen dekoriert. Es sah gemütlich aus. Den Hang zur kühlen minimalen Ästhetik teilten Maximilian und Ulf also schon mal nicht. Hier war es warm.

»Das ist Charly«, sagte Christin und hob das Baby aus einem Maxi-Cosi, der auf dem Küchentisch mit Blickrichtung zu Papa Ulf stand. Der kochte und machte ab und zu Faxen, um ein Lächeln des Kindes zu ergattern.

»Wie alt ist Charly?«, wollte ich wissen.

»Zwölf Wochen«, sagte Ulf. Ich konnte nicht widerstehen und nahm Charly auf den Arm. Er lächelte, und ich triumphierte über die plötzliche Sympathiebekundung.

Maximilian inspizierte unterdessen das Esszimmer. Still

stand er dort und schaute sich um. Ich kam mit Charly zu ihm. »Willst du auch mal?« Ich hielt ihm das zufriedene Baby unter die Nase.

Ich glaube, ich werde diesen Blick von Maximilian in diesem Moment nicht vergessen. Zutiefst verunsichert schaute er mich an, wie ein erwischtes Kind. Ulf und Christin blickten in unsere Richtung. Ich wollte Maximilian helfen, er sah so hilflos aus, dass ich sogar Mitleid bekam, die Situation überforderte ihn. »Ist wohl schon zu lange her!«, meinte ich schließlich.

Ulf und Christin schauten ihn fragend an. »Max wird nie ein Vater«, sagte Ulf lachend, »der alte Filou.« Er war zu uns herübergekommen und boxte Maximilian auf die Schulter, dann umarmten sie sich. Ulf herzlich, Maximilian distanziert, verunsichert. Ich stand wie vom Donner gerührt in der Runde, Charly noch immer zufrieden auf meinem Arm. Warum weiß Ulf nicht, dass Maximilian Kinder hat, überlegte ich. Oder … Ich weigerte mich, diesen Gedanken zu Ende zu denken.

»Ein Aperitif?«, fragte Christin lächelnd in die Runde, die meinen Gesichtsausdruck gesehen, meine Ratlosigkeit gespürt hatte.

»Champagner für alle«, versuchte Maximilian die Situation zu retten. Er holte eine Flasche hervor, die er als Gastgeschenk mitgebracht hatte. Irgendeinen Jahrgangschampagner. Die gleiche Marke, von der er heute Mittag schon eine geöffnet und ausgetrunken hatte. Christin holte drei Gläser, sie trank nicht mit, sie stillte noch. Dann hielt Maximilian eine kurze Rede über das Champagnerweingut. Er sprach von den kleinen Mengen, die dort produziert wurden, er erklärte, wie schwer es sei, an diese Flaschen zu kommen, dass er den Kelterer aber gut kenne, dass er die Flaschen immer zuerst geliefert bekäme, dass durch ihn ein Berliner Weinhändler erst jetzt auf diesen Ausnahmechampagner gekommen sei, er ihn nun als Einziger verkaufen dürfe und dass er natürlich – und Maximilian machte eine Kunstpause – nicht ganz günstig sei. Christin hatte inzwischen Charly wieder in den Maxi-Cosi gelegt, mit einer Decke wärmte sie seine Beine. Die Männer standen im Esszimmer, während das Nudelwasser auf dem Herd brodelte.

Christin berührte mich am Arm, herzlich und offen: »Mensch, Sarah, wie schön. Endlich mal eine normale Frau an der Seite von Max. Glaub mir«, sie lächelte, »wir haben hier schon ganz andere Sachen erlebt. Eine Frau wie du ist die Richtige für Mister Bond.« Wir beide lachten. Wir hatten sofort einen Draht zueinander.

Ich wollte mehr wissen, über die Frauen, über Maximilians Vergangenheit, über seine Kinder. »Was meinst du?«

»Na ja, nicht alle haben eine gewisse Würde ausgestrahlt, um es mal vorsichtig zu sagen.«

»Danke Christin. Einfach ist es nicht gerade.« Ich bereute, es gesagt zu haben. Ich wusste instinktiv, dass Maximilian es hassen würde, wenn ich Intimes ausplauderte. Aber Christin strahlte in diesem Moment, in dem wir dort allein standen, ein solches Vertrauen aus, es war eine Art Chance. Immerhin war sie die Erste, die mir etwas über Maximilians Vergangenheit erzählen konnte.

»Und deine Fingernägel sind ja echt«, fügte Christin nach einer Weile hinzu, jetzt kicherten wir wie zwei alte Freundinnen. Aber ich wunderte mich. Was hatte Maximilian bisher für Frauen mitgebracht? Ein Mann wie er hatte doch auf dem Single-Markt freie Auswahl. Ich war mir sicher, man riss sich um ihn. »Wie lange seid ihr schon zusammen? Max und du?«

»Ein paar Monate.« So genau wusste ich es nicht, und es gab immer wieder Zeiten, in denen ich mir gar nicht sicher war, ob wir überhaupt »zusammen« waren.

»Oh, das scheint ja ernst zu sein«, meinte Christin lächelnd. »Die meisten haben wir nicht wiedergesehen.«

»Was ist mit seiner Frau und seinen Kindern?« Christin schaute mich fragend an, doch dann kamen Maximilian und Ulf zurück in die Küche. Maximilian war gut gelaunt, er schenkte Champagner nach, stand in der Mitte, hielt das Glas ins Licht und nickte dabei anerkennend. Dann setzten wir uns an den Esszimmertisch. Ulf konnte gut kochen. Es gab Pasta mit unterschiedlichen Soßen, und es war köstlich. Ein einfaches Gericht, bei dem es um das Zusammensein, nicht um die hohe Gourmetküche ging – eine Premiere an Maximilians Seite. Normalerweise machte er um jede Mahlzeit eine große Sache. Hier ging es einfach nur darum, miteinander einen schönen Abend zu verbringen.

Ulf entkorkte den Rotwein. Maximilian studierte das Etikett, er hätte diesen Wein schon einmal getrunken – in Cannes, während der Filmfestspiele, er glaube, zusammen mit John Cusack. »Wusstest du, dass es den auch als Gran Reserva gibt?«, fragte er Ulf. Der schüttelte mit dem Kopf, sein Blick lag auf Charly, der angefangen hatte zu weinen. Christin nahm das Baby auf den Arm und rückte den Stuhl ein Stück vom Tisch weg. »Ich habe mir gerade eine Kiste bestellt, war nicht leicht zu bekommen.« Maximilian schaute zum Weinglas und nickte anerkennend, doch die allgemeine Aufmerksamkeit hatte sich von der Weinflasche auf Charly verlagert.

»Was für ein süßes Kind«, sagte ich.

Christin und Ulf lächelten mich glücklich an, dann erzählte Christin, dass sie eine Reise planten, Ulf hätte sich Elternzeit genommen. Sie wollten nach Indien, drei Monate unterwegs sein.

Ich hatte Respekt, dass sie so etwas mit einem kleinen Baby vorhatten. »Toll«, sagte ich.

»Wir wollen Yoga machen«, fuhr Christin fort. Es gäbe dort einen Yogalehrer, den sie bei YouTube gesehen hätten, einen besonderen Menschen. Sie würden in einfachen Hütten leben und sich vegan ernähren.

»Und das Baby muss sich das Fleisch selbst jagen?« Maximilian lachte schallend.

Während Ulf ihm flüchtig zugrinste, erzählte Christin weiter. »Körper, Geist und Seele hängen zusammen, man findet die Mitte.« Maximilian hatte nach seinem Witz abgeschaltet, das war ganz offensichtlich. Er schien sich zu langweilen, als Christin weiter vom Yoga berichtete. »Ich habe gelernt, auf mein Herz und mein Gefühl zu hören. Es bereichert mein Leben.«

Irgendwann versuchte Maximilian es erneut. »Nichts für mich«, sagte er, ein bisschen zu laut, so als hätte er Angst, man würde ihn nicht hören. »Ich mag es schneller.« Sein Blick suchte Bestätigung bei Ulf.

»Ja«, sagte sein Freund schließlich, während er sich eine Portion Spaghetti auf den Teller füllte und sich zielstrebig für die Tomatensauce entschied. »Christin hat mich überredet, einmal hier in Berlin mit zum Yoga zu kommen. Ich meine, erst war es schon seltsam, sind halt mehr Frauen da.« Er lachte unsicher in Richtung Maximilian, der aufrecht am Tisch saß und wohl auf den nächsten Witz wartete. Er wartete vergeblich, denn Ulf mochte Yoga.

»Meine Freundin Katrin und ich haben auch mal Yoga gemacht«, sagte ich.

Christin nickte: »Erst ist es ja komisch, am Ende des Kurses *Ooohhhmmm* zu sagen«, meinte sie lachend, »aber dann hat es mir tatsächlich gutgetan.«

»Was treibst du für einen Sport, Maximilian?«, fragte Ulf. Ulf weiß nicht, dass Maximilian Polo spielt, schoss es mir durch den Kopf. Sein bester Buddy, wie er ihn nannte.

Maximilian drückte den Rücken noch ein wenig stärker durch. »Wir kommen gerade aus Paris, Sarah und ich. Ich hatte dort ein Poloturnier.«

Ulf sah erstaunt aus. »Polo? Das wusste ich gar nicht.« Ulf schaute jetzt irritiert in meine Richtung. Und ich saß einfach nur da, ebenfalls verwundert und überrascht. Ulf und er konnten sich kaum kennen, je länger dieses Gespräch dauerte, umso deutlicher wurde es. Sein bester Kumpel fragte ihn tatsächlich, was für einen Sport er betreiben würde. Maximilian und Ulf die engsten Freunde – das war unmöglich. Mit jedem Moment entstanden mehr Fragen in meinem Kopf, eine tiefe Verunsicherung bahnte sich den Weg in mein Bewusstsein.

Christin, als junge Mutter sehr empfänglich für die schlechten Schwingungen im Raum, die sich jetzt in alle Richtungen ausbreiteten, rettete die Situation mit einem Witz. »Dann lässt du also lieber dein Pferd den Sport treiben?« Alle lachten, nur Maximilian nicht. Er versuchte noch einmal, das Gespräch auf etwas anderes zu bringen, doch wir waren schon wieder in Indien, bei der Reise und dem Yoga. Ich lobte das Essen, ich fühlte mich wohl in dieser herrlich herzlichen Familie.

»Was machst du beruflich?«, wollte Ulf schließlich von mir wissen. Ich erzählte von unserer Agentur, worin mein Job be-

stand und dann davon, wie Maximilian und ich uns kennengelernt hatten. Zweimal versuchte Maximilian, in das Gespräch
einzusteigen, so als wollte er unbedingt selbst erzählen, was
ich machte. Er übertrieb mit dem Erfolg unserer Agentur und
sprach schon wieder davon, dass wir bald nach London expandieren würden. »Wir haben einen Sportartikelhersteller in London als Kunden gewinnen können«, fügte ich hinzu, um seine
Ausführungen zu relativieren, sie ins rechte Licht zu rücken.

Ich war zum Mittelpunkt des Interesses am Tisch geworden.
Ulf und Christin fragten viel nach, und ich erzählte auch, offen
und ehrlich, dass es beruflich gerade schwierig war. Ich fühlte
mich wohl, Maximilian hatte nette Freunde. Doch je länger
das Gespräch andauerte, je ausführlicher ich wurde und Ulf
noch von seiner Arbeit als Pädagoge berichtete, desto weniger
hatte Maximilian etwas beizutragen. Gelangweilt stocherte er
in seinem Essen herum. Immer wieder versuchte er, das Gespräch in eine andere Richtung zu lenken. Mir wurde immer
bewusster, wie wenig Ulf über Maximilian wusste – und um-
gekehrt. Sie konnten seit Wochen keinen Kontakt mehr gehabt
haben. Ich gewann sogar den Eindruck, dass Maximilian das
Kind zum ersten Mal gesehen hatte. Dann sprachen wir über
Bioernährung. Christin und Ulf interessierten sich sehr für al-
ternative Lebensformen, auch das brachte ich mit Maximilian
nicht zusammen.

Dann wurde es unangenehm. Maximilian erhob sich, mit
einer für ihn untypischen schnellen Bewegung, die Lippen
schmal, die Augen verengt. »Ich«, er schaute unsicher in die
Runde, was ich noch nie bei ihm erlebt hatte, »habe einen Termin vergessen. Ich …« Wieder machte er eine Pause, wirkte
seltsam unsouverän, so kannte ich ihn nicht. »Ich bekomme

gleich einen Anruf aus Los Angeles. Schwierige Verhandlungen, Zeitverschiebung.«

Wir schauten ihn erstaunt an. Ich solidarisierte mich mit Christin, die ihn und mich zum Bleiben überreden wollte, er könne auch hier telefonieren, es gäbe ein Arbeitszimmer, dort habe er seine Ruhe.

»Ich brauche meine Unterlagen, die sind alle bei mir«, rettete er sich und griff schon zu seinem Sakko. Es war offensichtlich, er log, etwas passte ihm nicht. Er hatte die letzten zwanzig Minuten geschwiegen. Der Champagner, das Poloturnier, niemand hatte sich besonders dafür interessiert. Es war um andere Dinge gegangen, um Charly, um Yoga, um mich. Die Welt war bei der jungen Familie in ein anderes Licht gerückt, eines, in dem Maximilian nur Schatten fand. Er leerte in einem Zug sein Glas. »Danke.«

Auf dem kurzen Weg nach Hause, während der wenigen Schritte um die Ecke, herrschte eisiges Schweigen. Der ganze Tag war eine Ernüchterung, eine Enttäuschung gewesen. Ich verstand nicht, ich wollte es wissen. »Ist dir etwas übel aufgestoßen? Ist alles in Ordnung?« Finster schaute er vor sich hin. »Warum wissen sie nichts von dir? Warum nichts vom Polo? Warum nichts von deinen Kindern?«

Unruhig wiegte er beim Gehen seinen Kopf hin und her, zuckte mit den Augen. »Ach, man muss ja nicht immer alles erzählen. Lass die anderen doch auch mal.« Dann nahm er mich in den Arm. »Du sahst toll aus heute Abend. Ich will jetzt mit dir ins Bett.« Er legte seine Arme um meine Taille und hob mich hoch, wie am ersten Abend.

Kapitel 14
Spieglein, Spieglein an der Wand, wer ist der Mächtigste im ganzen Land?

Als Maximilian unsere Agentur betrat, schlug mein Herz stärker, und wieder hatte ich dieses unbestimmte Kribbeln in meinem Bauch. Er hatte sich in den letzten Tagen wie während unserer ersten gemeinsamen Zeit benommen. Er hatte viele SMS geschrieben und war für mich dagewesen. Wir hatten auch häufig gelacht in diesen Tagen, Maximilian war ungewohnt witzig gewesen, meistens auf Kosten anderer, aber ich hatte trotzdem darüber lachen müssen. Jetzt, bei seinem ersten Besuch in unsere Agentur, trug er einen schwarzen Samtanzug. Unter den Halogenlampen, die sich an Drähten in einer nur scheinbar chaotischen Struktur über die Decke zogen, leuchtete er darin regelrecht. Er lächelte Claudia an, unsere Empfangsdame. Sie errötete bei seinem Anblick und senkte für einen kurzen Moment den Kopf. Maximilian war in seinem dunklen Samtanzug eher overdressed für einen normalen Geschäftstermin, und er trug keine Nike-Turnschuhe, sondern schwarze, glänzende Lederschuhe, die so konsequent und so ungeheuer perfekt auf den Anzug abgestimmt waren, dass er wie ein Model aus einem Lagerfeld-Schaufenster wirkte. Mit langsamen Schritten durchquerte er den Raum, sichtlich genoss er die Blicke, die auf ihm lagen. Nur ein Klacken wie von Steppschuhen war zu hören. Unter seinen Hacken befanden sich Metallplatten, sodass jeder seiner Schritte in unserem Empfangsbereich ein unverwechselbares Geräusch machte, »Seht her« und »Jetzt komme ich« verkündete.

»Was für ein Auftritt«, entfuhr es Katrin, die hinter mir durch die Glastür in den Empfangsbereich trat, um Maximilian zu begrüßen. Ich fand, sie hatte recht. Ich glaube, es war das erste Mal, dass er es mit sich selbst übertrieb und nicht mehr merkte, dass er zu dick auftrug. Aber ich tröstete mich damit, dass es ein Geschäftstermin war, mein erster mit ihm. Ich hatte also keine Vergleichsmöglichkeit und wusste nicht, wie er sich sonst verhielt, wie er die Räume durchschritt, wie er Sekretärinnen in Bond-Manier um den Finger wickelte. Wollte er uns mit seinem Auftritt einschüchtern? Funktionierte das für gewöhnlich? Bekam er auf diese Art immer, was er wollte? Es ging schließlich um viel Geld.

»Zuerst Sarah, ich habe diese wundervolle Frau seit einer gefühlten Ewigkeit nicht mehr gesehen«, sagte Maximilian zu Katrin und musterte sie, während er mich in den Arm nahm und küsste, auf eigentümliche Weise. Da war er wieder, dieser ungeheuer betörende Geruch. Ich spürte seine Künstlerhände auf meinem Oberarm, er drückte ein wenig zu, sodass ich schauderte und zugleich verunsichert war.

»Ihr kennt euch«, versuchte ich die Situation zu überspielen. »Meine Geschäftspartnerin Katrin.«

»Schön, Sie wiederzusehen, Maximilian. Möchten Sie einen Kaffee? Wir haben eine neue Maschine, allein der Kaffee lässt unsere Kunden wiederkommen.« Sie lachte für meine Begriffe ein bisschen übertrieben über ihren eigenen Witz. So gelungen war er ja nun auch nicht gewesen.

»Wie soll ich bei diesem Angebot widerstehen«, erwiderte Maximilian charmant.

Katrin nickte Claudia zu, sie machte sich sofort an die Arbeit. »Bitte schön«, sagte Katrin und öffnete die große Milchglastür zu unserem Konferenzraum. Ein helles Zimmer mit Blick über die Stadt mit einem großen Flachbildschirm an der Wand, den wir uns nach unserem letzten Auftrag geleistet hatten, und einer Bose-Surround-Anlage im 80er-Jahre-Chic. Ein weißer, langer Konferenztisch, weiße Stühle mit weißen Sitzkissen. Auf dem Tisch frisches Gebäck vom Portugiesen nebenan. Sauber aufgerollt an der Stirnseite eine Leinwand für Präsentationen. Und als Prachtstück ein antikes Stehpult meines Vaters, das er uns zur Einweihung geschenkt hatte. Maximilian schien von der schlichten Eleganz beeindruckt zu sein. Er ging zum Stehpult und pfiff leise, als er seine Finger über das Holz gleiten ließ. Wie er so dastand, in seinem schwarzen Samtanzug, auf dem sich nicht ein Fussel, nicht ein Härchen befand, wäre ich am liebsten sofort zu ihm gelaufen und hätte ihn auf den Konferenztisch gedrängt.

Der Kaffee wurde serviert, wir nahmen Platz. Aus einer schwarzen Aktentasche, auf der das Logo *Ruff Records* eingraviert war, zog Maximilian ein paar Unterlagen und sein iPad. Wir setzten uns ihm gegenüber an den Tisch. Er lobte den Kaffee, und fast nahtlos gingen wir zu geschäftlichen Dingen über. Immer wieder war ich im Vorfeld mit Katrin die Möglichkeiten durchgegangen, es waren die, die Maximilian mir in den Wochen unserer kurzen, stürmischen Liebe skizziert hatte. Es war das, was er auch beim Poloturnier und bei unserem privaten Essen bei Ulf hatte fallen lassen: Ich würde nach London expandieren. Die Aussage war zu einer Selbstverständlichkeit geworden, es gab keine Zweifel mehr. Eine Stunde lang präsentierten wir unsere Zahlen, unser Portfolio und stellten unseren Kundenstamm vor. Wir wollten den Sprung nach England wagen. Maximilian wollte es so, Katrin wollte es so. Ich hatte Zweifel, aber ich wischte sie weg, ich hatte das Wegwischen gelernt. Außerdem standen die Zeichen gut. Mit unserem ersten Kunden in London, der Sportfirma, hatten wir uns einen Testballon auf der Insel gegönnt. Wie und ob unsere Kampagne Erfolg haben würde, konnten wir zu diesem frühen Zeitpunkt noch nicht absehen. Um aber auf dem englischen Markt Fuß fassen zu können, brauchten wir eine Infrastruktur vor Ort. Wir hatten ein Büro gewollt und auch bereits eine Option. Das Büro lag in Camden Place, ebenerdig, direkt am Wasser, und hatte eine große Terrasse, auf der man entspannt seine Geschäftspartner empfangen konnte. Das alles wurde einem im teuren London nicht geschenkt. Katrin war im letzten Jahr immer ehrgeiziger geworden, sie wollte ohnehin expandieren. Uns lag bereits die Bewerbung eines Mannes namens Chris vor, der für die Marketingabteilung des britischen Sportartikelherstellers arbeitete. Er hatte in Oxford studiert und wollte unser neues Büro in England leiten. Da er viele Kontakte mitbrachte, war es laut Maximilian nur eine Frage der Zeit, wann wir in England weitere Kunden gewinnen konnten. Doch dazu mussten wir investieren. Es ging um rund 400 000 Euro. Geld, das wir nicht hatten. Auch wenn Katrin und ich von Jahr zu Jahr erfolgreicher geworden waren, brauchten wir für diesen Schritt einen Investor. Maximilian. Er hatte sich bereits angeboten. Außerdem kannte er sich in England aus, betrieb dort mehrere Musikstudios und hatte ein großes Büro in der Oxford Street. Über zwanzig Angestellte hatten ihm im letzten Jahr einen Umsatz von etwa 15 Millionen Pfund beschert. Und Maximilian wollte mehr. Er wollte immer mehr. Mehr Kunden, mehr vom Markt, mehr von mir, von meinem Körper und jetzt auch von unserer Agentur. Maximilian war unersättlich.

Ich dachte daran, wie er mir letzte Woche nach dem verunglückten Dinner bei Ulf – in dieser Nacht, in der alles zu kippen drohte – mein Kleid von den Schultern gestreift und ich seine langen Finger auf meinem Hals, meiner Brust, überall gespürt hatte. Wie er seine Hände langsam über meinen Körper hatte gleiten lassen, vor meinem Slip eine kurze Pause eingelegt hatte und sie dann tiefer fahren ließ. Mein Körper kribbelte, mir wurde heiß. Gerade, als ich drohte, in meinen Fantasien zu versinken, unterbreitete Maximilian uns sein Angebot.

Er nannte es eine Anschubfinanzierung. Er würde Anteile an unserer Firma erwerben sowie die Option, weitere Anteile nach einem Jahr dazuzukaufen, wenn unser Expansionsplan nicht sofort aufgehen würde. Wir bekamen dafür die Option, die Anteile zurückzukaufen, wenn »unser Laden durch die Decke gehen würde«. Nicht verhandelbar aber waren die Musikrechte. Wir mussten uns verpflichten, Ruff Records als Exklusivpartner für alle bestehenden und zukünftigen Kunden zu nutzen. Im Gegenzug wollte er uns Kunden liefern und »eine kleine Tour durch die Londoner Klubs mit uns drehen, um den Boden für uns zu bereiten«. Er würde uns ein bereits renoviertes Büro unter seinem eigenen zur Verfügung stellen. Wir könnten Konferenzräume, die Sekretärin und die Firmenwagen nutzen. Unser Büros wären also beide im selben Gebäude. Katrin war Feuer und Flamme. Wir tauschten die Visitenkarten unserer Anwälte aus, »damit sie«, wie Maximilian es ausdrückte, »sich um die Brotkrümel schlagen konnten«. Nach den Verhandlungen gingen wir essen. Maximilian hatte einen Tisch im Neon für uns reserviert, der Koch sei ein Freund von ihm und die neueste Entdeckung unter den TV-Köchen.

Schon einen Monat später gehörten wir in England Ruff Records zu einundfünfzig Prozent und hatten für Deutschland einen Exklusivpartner in Sachen Musikrechte.

Maximilian gab jetzt den Ton in unserer Agentur und in meinem Bett an. Das war es, worauf wir in Wahrheit an diesem Abend tranken. Alle meine Wünsche schienen in Erfüllung zu gehen. Dieser unwiderstehliche Mann an meiner Seite hätte sich jede Frau nehmen können, doch ich war die Auserwählte. Die Vorstellung, mit ihm jetzt auch noch eine berufliche Beziehung einzugehen, ihn an mich zu binden, schien allzu perfekt. Es war wie in einem Märchen, mein Prinz war gekommen und hatte mich einfach mitgenommen … und sie lebten glücklich bis an ihr Lebensende. Ich kannte Maximilian Hardenberg zu diesem Zeitpunkt exakt fünf Monate.

Kapitel 15
Die Anzahl unserer *Likes* bestätigt unsere Fähigkeiten

Der Zeitpunkt für den nächsten Schritt war gekommen, auch wenn nur ich das so sah. Soweit ich ihn mittlerweile einschätzen konnte, würde Maximilian sich vielleicht bedrängt fühlen. Aber mein Entschluss stand. Um diesen Mann besser kennenzulernen, wollte ich nicht nur seine Freunde treffen, sondern nun auch seine Kinder – besonders nach diesem Satz bei Christin und Ulf. Dieser ratlose Blick der beiden, als ich die Kinder erwähnt hatte, hatte sich in mein Gehirn gefressen. Es konnte nicht sein, was nicht sein durfte.

»Wenn ich das nächste Mal zu dir nach Berlin komme, dann würde ich gerne deine Kinder kennenlernen.« Wir skypten gerade, als ich das sagte. Eine der wenigen Male, bei denen wir nicht per Mail, WhatsApp oder SMS kommunizierten. Ich wusste, dass Maximilian diese Kommunikationsmittel dem direkten Kontakt vorzog. Sie gaben ihm die Freiheit, mir dann zu antworten und zu reagieren, wenn es in seinen Zeitplan passte. Ich hatte das erkannt und akzeptiert.

»Das wollen wir uns doch ersparen.« Er machte eine Pause. Was meinte er? Dass ich mit seinen Kindern nicht zurechtkäme? Dass die Familien aus unserer stürmischen Beziehung rausgehalten werden sollten? Welche Perspektive gäbe es dann für uns? Wir waren erwachsene Menschen in der Mitte des Lebens, wir hatten ein Vorleben, das konnte man nicht verdrängen. »Ich will dir ersparen, dass die Kinder ihrer Mutter etwas über dich erzählen. Die dreht jedes Wort rum und wird dich dann vor ihnen schlecht machen. Das habe ich schon erlebt«, fügte er hinzu, als er mein Zögern, meine Verwirrtheit aus meinem besorgten Gesicht herauslas. »Kinder sind das Wichtigste im Leben«, sagte er, und ich wusste, was er meinte. Wieder berührte er mich mit diesem Satz ganz tief in meinem Herzen, wie immer, wenn er über Kinder, über seine Kinder sprach. Darüber, welchen Stellenwert sie in seinem Leben hatten. Es war wie eine Art Geheimnis, eine verborgene Seite, eine Vater-Kind-Beziehung, an die niemand herankam. Als befänden sich die vier allein in einem verschlossenen Raum. In unserer Beziehung wurden die Kinder selten erwähnt, das wunderte mich. Wenn wir auf sie zu sprechen kamen, dann nur, weil ich das Thema in den Raum warf, Maximilian griff es erst auf mein Bohren, auf mein Nachfragen, mein Drängen hin auf. Am ersten Abend unseres Kennenlernens hatte er viel über sie erzählt, jetzt waren seine Kinder kein Thema mehr. Maximilian sprach nicht gern über sie, das spürte ich jedes Mal und immer schmerzlicher aufs Neue. Lag es an mir? Fehlte ihm noch das Vertrauen, mich seinen Kindern vorzustellen? War ich nicht gut genug? Was musste ich tun? Vielleicht würde es noch ein wenig dauern. Dieser Mann hatte das Scheitern einer Ehe erlebt, ein Perfektionist wie er brauchte Zeit für so etwas. Jeder Geschiedene weiß, was das Kennenlernen der neuen Lebenspartnerin in den Seelen von Kindern anrichten kann. Nichts wünscht ein Kind sich mehr, als dass der geliebte Vater zurückkehrt, als wieder eine Familie zu sein! Dass alles wieder so ist, wie es früher einmal war, als sich die Welt noch um das Kind drehte. Dass das Versprechen der Eltern vor dem Scheidungskrieg, es würde sich nach der Trennung nichts ändern, eingelöst wird. In Wahrheit aber ändert sich alles für das Kind, meist ist nach einer Scheidung nichts mehr gut im Kinderleben. Wir Erwachsenen können uns verändern, neue Lebensgemeinschaften aufbauen. Wenn unser inneres Kind vertrieben und die letzte Naivität vom Schicksal zermalmt wurde, finden wir uns damit ab, dass das Leben sich ändert. Der eine besser, der andere schlechter.

Welche Narben, welche Wunden Maximilian aus seiner Vergangenheit davongetragen hatte, ich würde es bei seiner Verschlossenheit vielleicht niemals erfahren. Das machte mir Angst. Ich setzte alles auf ihn. Was, wenn ich verlieren würde? Wie tief würden meine Wunden sein? Könnte ich noch einmal aufstehen – für die nächste Runde? Ich wollte ihm entgegenkommen. Mein Vertrauen gegen seines setzen und ihm Mut machen. »Dann kommst du nach Hamburg, und ich werde dir am nächsten Wochenende meine Tochter Sophie vorstellen.«

Überrumpelt saß er vor seinem Laptop. Im Hintergrund, matt beschienen von einem gedimmten Licht, das Regal mit den Pokalen, die er beim Polo gewonnen hatte. Fast konnte ich das Chlor riechen, das ich inzwischen mit dem Anblick seines Penthouse' verband. Ich sah ihm mit aller Bestimmtheit, die ein Skype-Gespräch nur zuließ, in die Augen. »Sie freut sich auf dich«, setzte ich hinzu. Diesmal war ich es, die keine Widerrede duldete.

»Okay«, sagte er und lächelte unsicher. Ein Lächeln, vollkommen undeutbar für mich.

Das gleiche Lächeln setzte er auf, als er am nächsten Wochenende mit zwei Sträußen weißer Tulpen vor meiner Haustür stand. »Für jede von euch beiden ein Strauß.« Er roch gut, trug eine Lederjacke und diesmal schwarze Nike-Turnschuhe. Keine Tasche.

Er würde nicht bleiben, hatte er mir schon einen Tag vorher verkündet, er müsse noch weiter, auf irgendeinen unsäglichen Empfang. Viele langweilige Leute, die langweiliges Zeug erzählten, mit dem er mich nicht belästigen wollte. Seit Tagen war Maximilian wieder ganz der Gentleman. Auch jetzt gab er sich locker und war so ungezwungen, wie es ihm möglich war. Bis meine Tochter aus ihrem Zimmer kam, die Haare noch ein bisschen nass, das Top zu eng für einen Mann, der immer einen Blick auf junge hübsche Frauen riskierte, selbst wenn ich daneben stand. Sophie schien ihn zu verunsichern. Er gab ihr die Hand, die Geste hatte etwas Marionettenhaftes. Gerade hatte er seine Schuhe ausziehen wollen, entschied sich nun aber dagegen – heute auf Strümpfen durch meine Wohnung zu laufen und dann nicht korrekt gekleidet mit meiner Tochter am Tisch zu sitzen, das war undenkbar für ihn. Der Abend würde förmlich verlaufen, das wurde mir in diesem Moment klar. Sophie dagegen war so ungezwungen, wie sie ohnehin durchs Leben ging. Dafür musterte sie mich eingehend. Ich trug meine Haare offen, dazu ein Kleid und hohe Schuhe. Mein Outfit passte in keiner Weise zu der Tätigkeit, der ich seit Stunden in der Küche nachging. Ich warf meiner Tochter einen Blick zu, der ihr unmissverständlich klar machte, dass sie nicht einmal daran denken sollte, auch nur irgendein Wort über mein Outfit fallen zu lassen. Wir setzten uns an den Tisch. Maximilian mit durchgedrücktem Rücken, so wie ich ihn kannte. Ruhig und gelassen ließ er seinen Blick über den Tisch schweifen. Ich öffnete den Champagner. Wieder hatte ich mein Budget beim Einkaufen der Lebensmittel ignoriert. »Nächste Woche essen wir Spiegelei«, hatte ich mittags zu Sophie gesagt, als ich die schweren Tüten aus dem Feinkostladen auf die Küchenanrichte stellte. Daraufhin war von ihr nur ein »Mama, dieser Typ nervt« gekommen.

»Und was machst du so?«, fragte Maximilian nun Sophie, als wir bei der Vorspeise, einer getrüffelten Maronensuppe, saßen, die ich Anfang der Woche das erste Mal probeweise gekocht hatte und die Sophie bereits zu den Ohren raushing.

»Ich habe Semesterferien, bin bei meinem Freund auf Sylt.« Sie schlürfte missmutig die Suppe. »Surfen.«

»Ich kenne Sylt«, sagte Maximilian. Und dann berichtete er vor allem vom Weinkeller der Sansibar, den er hatte besichtigen dürfen, weil er sehr eng mit dem Besitzer des Restaurants befreundet sei. Wein interessierte meine Tochter nicht, und ich konnte zusehen, wie sie während des Monologs abschaltete.

»Manchmal trinken wir auch Wein. Aus dem Kanister, wenn wir uns im Camper Ravioli heiß machen.« Ich kenne meine Tochter, die Rebellin, die einen diebischen Spaß daran hatte, Aussprüche wie diese loszuwerden und die Welt der Spießer – denn das waren wir in ihren Augen sowieso alle – auf den Kopf zu stellen. Diesmal war es Maximilian, der nicht hinhörte.

Ich brachte die leeren Suppenschalen in die Küche. Als ich zurückkam, war Sophie nicht mehr da. Sie war mit ihrem Handy ins Bad verschwunden. Ich servierte Steinbeißerfilet in getrüffelter Butter. Als ich die mühevoll angerichteten Teller von der Küche ins Esszimmer balancierte, sah ich, wie Maximilian schnell sein Handy zurück auf den Tisch legte, das Display nach unten, wie er es immer tat. »Ein heißer Feger, deine Tochter«, raunte er mir zu.

»Reiß dich zusammen«, ermahnte ich ihn.

»Ganz die Mutter«, fügte er hinzu und betrachtete meine kunstvoll drapierte Hauptspeise. Sophie kam zurück an den Tisch, das Handy noch immer in der Hand. »Was machst du?«, fragte Maximilian.

»Ach, Facebook«, erwiderte sie nur gelangweilt.

»Ach, bist du auch bei Facebook?« Maximilian drehte sein Handy in der Hand, sodass er das Display sehen konnte. Das Handy machte *pling*.

Sophie lächelte. Dann machte sie einen verführerischen Augenaufschlag. »Willst du mit mir befreundet sein?« Spott lag in ihrer Stimme. Und schon machte das Handy meiner Tochter *pling*.

»Schön. Bestätigt«, sagte Maximilian.

»Wie alt seid ihr eigentlich? Können wir jetzt mal essen?« Eigentlich mochte ich mich nicht in diesem Mutterton, aber mit Facebook wollte ich nichts zu tun haben. Wir hatten einen Account in der Firma, das reichte mir. Sophie fotografierte das Essen und Maximilian und mich zusammen am Tisch, die Kerzen brannten. Ein romantischer Abend. Die vor allem von Maximilian geführten »Gespräche« drehten sich weiter um Sylt und um Wein, dann gingen sie über in einen Bericht des letzten Poloturniers. Sein verstorbenes Pferd spielte dabei keine Rolle. Maximilian lobte den Fisch und den Champagner, den er fast allein ausgetrunken hatte.

Die Atmosphäre blieb angespannt, und als meine selbst gemachte Crème Brûlée verspeist war (einen Bunsenbrenner hatte ich mir noch schnell im Küchenladen gekauft), dauerte es nicht lange, bis sich die Runde auflöste. Ich sah Sophie an, wie sie sich quälte, wie sie unter meinem tadelnden Blick immer wieder auf ihr Handy schaute. Der Funke zwischen Sophie und ihm, er sprang nicht über. Ich konnte Sophie geradezu ansehen, wie erleichtert sie war, als Maximilian zu seiner Serviette griff und sich damit über den Mund fuhr. In geschäftlichem Ton und mit einem umständlichen Blick auf seine Uhr verkündete er, dass er nun noch auf diese langweilige Veranstaltung gehen müsse. Ich brachte ihn zur Tür, mein Gesichtsausdruck nicht so bekümmert, wie er hätte sein müssen, denn etwas in mir war froh, dass die sich anbahnende Schwermut, als Gastgeberin versagt zu haben, gebremst wurde. »Du kannst nachher wiederkommen«, sagte ich, »du kannst bleiben.«

»Ich weiß, Sarah, aber es wird sicher spät.« Und dann beugte er sich ein wenig zu mir runter und berührte mein Ohr, während er sagte: »Du müsstest beim Sex auch leise sein, und das liegt dir nicht.« Er lachte verschmitzt, so wie ich es liebte, und drehte sich mit einem Ruck zur Treppe um. Er schaute nicht zurück.

Ich schloss die Tür und ging zurück zu Sophie, die es sich bereits auf unserem großen Sofa gemütlich gemacht hatte, das Handy in der Hand. »Jetzt wollen wir doch mal sehen«, sagte Sophie. Ich schaute sie fragend an. »Hallo Mama! So macht man das heute, man schaut sich das Facebook-Profil an. Das machen alle. Glaubst du, ich hätte mich schon mal mit einem Typen verabredet, ohne ihn vorher online abzuchecken?« Blitzschnell wischte sie mit ihren Fingern über das Smartphone. »Über tausendachthundert Freunde«, sagte sie anerkennend.

»Wie viele, bitte? Kein Mensch …«

»Doch nicht in der realen Welt, Mama.« Sie strafte mich mit einem tadelnden Blick. »Schau dir die mal an.« Meine Tochter reichte mir das Handy. Ich sah eine Fotoliste von Frauen, die sich kaum voneinander unterschieden. Alle waren gepierct, tätowiert, dick geschminkt. »Wow«, sagte Sophie. Mir wurde unwohl. »Wenn ich mich so zurechtmachen würde wie die hier«, sie zeigte auf eine Blondine mit sehr dünnen Beinen und einem Rock, der genau diese Beine ungeheuer zur Schau stellte. »Ich meine, echt jetzt, Mama, merkst du noch was? Meinst du, der guckt die nur an?«

»Ach, so ist das in der Musikbranche, das sind Fans!«

Sophie schaute mich an. »Mama, ernsthaft: Fans von Leuten, die Werbemusik machen?« Ich errötete vor meiner Tochter, ich musste zugeben, wie absurd das klang. »Klar, Mama, ich habe ja auch ein Poster bei mir im Zimmer von diesen Musikern, die das Lied für die Apothekenumschau singen.« Sie räusperte sich. »Whatever we do, we feel okay, we feel all right …«

Ich unterbrach sie. »Nicht solche Musiker. Er war gerade in London und hat sich mit Elton John getroffen.« Ich war gespannt auf ihre Reaktion.

»Zum Oldieabend«, setzte Sophie trotzig hinzu. »Der Typ hat einen Stock im Arsch. Mama, mit dem stimmt was nicht. Hast du gesehen, wie er mich angeguckt hat?« Ihr Handy gab ein *pling* von sich. »Aha«, sagte sie, »Maximilian ist jetzt mit Sabine befreundet. Nicht zu fassen. Mit meiner Freundin Sabine, die gerade Abi macht.« Ich atmete tief durch. Ich wollte aufstehen, diesem Spiel ein Ende bereiten, doch ich hatte plötzlich das Gefühl, jetzt dürfte ich nicht die Augen verschließen. »Und das Bild von unserem romantischen Abendessen hat er gerade gelöscht.« Das Handy meiner Tochter machte erneut *pling*. »Er hat gerade das hier von sich gepostet.« Ein Foto, er mit einer Flasche Rotwein, irgendeinem Bordeaux. Darunter die Worte »Die Nacht ist jung«. Ich musste eingestehen, dass mir weder diese Aussage noch das Foto gefiel, wo er sich doch vor nicht einmal zwanzig Minuten von uns verabschiedet hatte. Ich wusste nicht, was ich noch sagen sollte, wie ich mich weiter selbst belügen konnte. Wieder ein *pling*. »Jetzt hat er sein Profilbild geändert«, kommentierte Sophie, doch ich hörte nicht mehr so genau hin. Meine Gedanken begannen zu rasen, warum hatte er so viel Zeit für Facebook? Ich bemühte mich, die Kontrolle zu bewahren, gerade hier vor meiner Tochter, aber die ständig neu auftauchenden Bilder in meinem Kopf gingen in ein Rauschen über.

»Er hat halt viel zu tun, er nutzt Facebook nur als Ablenkung, sein Handy hat er immer dabei. Wenn jemand so viel arbeitet, dann muss er sich zwischendurch auch entspannen.« Ich klang nicht überzeugend, versuchte mich nur selbst zu beruhigen – als Grafikdesignerin und Agenturinhaberin kannte ich die Bedeutung der Social-Media-Plattformen.

»Er hat in einer Stunde fünf neue Freunde geadded, alles, was er macht, ist öffentlich. Jeder Post kann von jedem gesehen werden. So was geht eigentlich gar nicht. Krasser Typ!« Sophie war eine Facebook-Kennerin, sie lebte online. »Alles öffentlich. Die Hölle«, Sophie schüttelte den Kopf, als sie wieder und wieder über seine Seite scrollte.

»Sophie.« Es reichte mir jetzt, ich schrie fast, was bildete sich meine Tochter ein? »So sprichst du nicht über Maximilian. Er ist ein Mann, der mich wieder wie eine Frau fühlen lässt.« Plötzlich schossen mir Tränen in die Augen, ich konnte es nicht verhindern. Heiß liefen sie mir über die Wangen, bahnten sich den Weg durch meine Schminke. Sophie war entsetzt, ich wusste, wie sehr es ihr missfiel, wenn ihre Mutter weinte. Es hatte schon genug Tränen gegeben nach der Trennung. Wir hatten lange gebraucht, um wieder fröhlich sein zu können. In den letzten Jahren war es uns gelungen, aber jetzt und hier war alles wieder so wie früher. Ein Beziehungsdrama vor den Augen meiner Tochter.

»Ich gehe schlafen«, sagte sie. Dann schaltete sie, für mich gut sichtbar, ihr Handy aus.

Kapitel 16
In flagranti nicht erwischt

Den Plan, der vieles veränderte, der mir zunächst so unheimlich wie abwegig erschien und der mir die Augen hätte öffnen müssen, fasste Katrin. Natürlich Katrin. Bei ihren Flirts hatte sie viel gelernt und sich über die Jahre eine spezielle »Männerkenntnis« angeeignet. »Wir testen ihn«, schlug sie vor.

»Wie bitte?« Ich war entsetzt und bekam auch irgendwie Angst. Beide Gefühle stiegen parallel in mir auf. Ein Test, so etwas sei unter meinem Niveau, meinte ich.

»Wach auf, Sarah«, sagte Katrin und nahm mich in den Arm. »Du musst jetzt erfahren, was für ein Typ das ist. Trifft er sich mit all den Frauen, mit denen er bei Facebook befreundet ist?« Ich schluckte, ein Unwohlsein stieg aus dem Bauch bis in meinen Hals hinauf und schnürte mir die Kehle zu. Mein fester Glaube an Maximilian, an uns, war in den letzten Wochen erschüttert worden. Ich musste zugeben, ich hielt ein Fremdgehen nicht mehr für ausgeschlossen.

Der Plan war einfach und perfide zugleich. Unter einem Fantasienamen und mit dem Foto einer jungen Frau aus dem Internet, meldeten wir uns bei Facebook an. Dann gingen wir auf das Profil von Maximilian und schickten ihm eine Nachricht.

Lieber Maximilian, eine Freundin erzählte mir, dass Du Single bist. Ich habe mir extra einen Account angelegt und mir Fotos bei Facebook von Dir angeschaut und schreibe Dir jetzt einfach so. Gut siehst Du aus, aber das hörst Du sicher nicht das erste Mal.

Ich falle mit der Tür ins Haus, vielleicht findest Du es dreist. Ich wohne in Hamburg. Hast Du Lust, Dich mit mir auf einen Kaffee zu treffen? Eine gespannte Leslie.

Die Antwort kam nach nicht einmal fünf Minuten. *Liebe Leslie, das finde ich überhaupt nicht dreist. Du hast Mut, und ich stehe auf mutige Frauen. Wann? To the Max.*

»Er unterschreibt mit deinem Tattoo. Wer weiß wie viele Frauen es schon haben«, sagte Katrin.

»Schluss jetzt«, zischte ich. Die Geschichte könnte in einer Demütigung enden, das wurde mir plötzlich klar.

Toll, To the Max. Mittwoch 13 Uhr? Und du bist echt noch Single? Leslie.

Die Antwort kam wieder schnell: *Gedatet. 13 Uhr im Le Figaro am Gänsemarkt. Und ja, Leslie, ich bin tatsächlich noch Single, ich habe immer noch nicht die Richtige gefunden. Ich mag es, ehrlich zu sein. Ich bin geschieden, ich habe drei Kinder. Ich hoffe, jetzt bist du nicht geschockt.*

Ungläubig schauten Katrin und ich auf die Mail. »Nicht zu fassen«, zischte sie. »Noch Single. Die Richtige war noch nicht dabei. Ich fasse es nicht. Dem würde ich die Hölle heiß machen.«

In dem Moment bekam ich eine SMS. »Muss morgen Mittag in Hamburg sein, habe einen Geschäftstermin. Ich komme am Abend zu Dir.« Einen Geschäftstermin, ich zitterte. Wortlos reichte ich Katrin das Handy.

»Jetzt hast du ein Date«, sagte sie mit trockener, ausdrucksloser Stimme. »So schnell geht das.«

Ich weiß nicht mehr, was mich in diesen Tagen der Skepsis bewegt hat, wirklich zu dem Treffen zu gehen, woher ich den Mut nahm. Mit einem Gefühl aus Wut und Verzweiflung öffnete ich die Tür des Restaurants, in dem Maximilian und ich unser »erstes« Rendezvous hatten. Laut ihm ein netter Laden, der auch Mittagstisch anbiete, falls wir etwas essen wollten. Das Kaffeetrinken könnte ja zu schnell vorbeigehen, wenn man sich etwas zu sagen hätte. Wieder diese grinsenden Kreise in den Nachrichten, die Katrin als Leslie und er hin- und herschickten. Ich wollte keine Details mehr wissen.

Da saß er, an der Bar. Wie eine Zeitreise kam es mir vor. Der Champagner auf der Theke, Maximilian mit durchgedrücktem Kreuz auf dem Barhocker. Es war der Moment, in dem ich die Fassung verlor. Atemlos und mit pulsierendem Hals sagte ich: »Du Arschloch!« Er schaute mich verwirrt an. »Leslie wird nicht kommen«, schrie ich. Betreten schaute der Barmann zur Seite. Maximilian sah mir für wenige Sekunden direkt in die Augen. Dann atmete er hörbar ein, nahm das Champagnerglas in die Hand und sagte: »Sarah, ich wusste, dass du dahintersteckst. Was glaubst du denn?« Jetzt war ich es, die nach Worten, nach Luft rang. Hatte ich ihn unterschätzt? Wie unangenehm mir diese Idee plötzlich war, ich hätte Katrin verfluchen können. »Ein Spiel?«, fragte er und lächelte. »Du willst spielen?« Jetzt lag Kälte in seinen Augen. Emotional hatte uns dieser missglückte Test um Wochen zurückgeworfen. Ich konnte förmlich sehen, wie das Vertrauen in mich aus seinem Körper wich. »Glaubst du denn wirklich, ich würde mich zu einem Blind Date verabreden?« Die Ausdruckslosigkeit in seiner Stimme ließ mich schaudern. Mir war kalt. »Setz dich«, forderte er mich auf. »Paul«, er winkte dem Barmann zu, »ein Glas Champagner für die Dame, wir müssen uns jetzt beide erst mal beruhigen.«

Konsterniert saß ich neben ihm. Ich ließ alles geschehen. Die Geschichten vom Polo, die an diesem Mittag nicht enden wollten, und die vom Treffen mit dem englischen Popstar, der jetzt

Filmmusik machen wollte. Morgen würde Maximilian nach Zürich fliegen und ihn treffen. »Wir können uns also am Wochenende nicht sehen.« Er schien vollkommen unbeeindruckt von allem zu sein. Täuschte ich mich, oder schien der Fall für ihn tatsächlich erledigt zu sein?

»In welchem Hotel bist du denn?«

Die Antwort kam schnell. »Im Park Hyatt.«

Zum Abschied wollte er mich in den Arm nehmen, doch ich drehte mich weg. »Du zahlst«, sagte ich, und er lächelte.

Als ich aufstehen wollte, hielt er mich am Arm fest. »Gefällt mir, dein Spiel. Hat mich richtig heiß gemacht.« Seine Augen flackerten.

»Kein Wort glaube ich ihm«, sagte Katrin, als sie in meinem Büro saß und ich ihr haarklein berichtete, wie das Treffen ausgegangen war. »Er ist ein Lügner!«

»Und was, wenn nicht? Was, wenn er einfach so ist? Was, wenn ich ihn vor lauter Misstrauen verliere?«

»Dann ruf doch Samstag im Park Hyatt in Zürich an und frage nach ihm.« Wütend wühlte ich in den Unterlagen auf meinem Schreibtisch, in den Businessplänen des Londoner Büros, in den Ordnern, die Maximilian und uns zu Partnern machten. Sagen wollte ich nichts dazu.

Und dann tat ich es doch. Wir saßen am Samstag im Büro. In einem Monat sollte die Eröffnung unserer Londoner Filiale sein, es gab noch viel zu tun. In zwei Wochen wollten wir hinüberfliegen und die letzten Details klären. Ich war froh, am Wochenende arbeiten zu können, ich hatte viel aufzuholen. Der Vorteil der Wochenendarbeit war, dass kein Telefon uns stören würde, die eingehenden E-Mails konnten am Montag gelesen werden. Wir hatten es uns mit allen Unterlagen in meinem Büro bequem gemacht. Musik von Prince im Hintergrund. Die Kostenvoranschläge bereiteten uns ein bisschen Sorge. »Ohne Maximilian können wir das nicht realisieren«, sagte Katrin. Ich wusste, dass sie recht hatte, und in mir stieg ein Unwohlsein auf, dass wir ohne ihn dieses Büro nicht würden halten können, wenn nicht schleunigst Aufträge reinkamen. »Ich arbeite daran«, hatte Maximilian vor einer Woche gesagt. Den Sportartikelhersteller hatten wir bereits informiert. Unser Engagement stieß auf ein sehr positives Echo. Eine Agentur vor Ort, das hätte man sich gewünscht.

Es war Abend geworden, unsere Augen brannten. Katrin und ich beschlossen, zu unserem Lieblingsitaliener zu gehen. Ich freute mich darauf, und am Ende eines langen Tages war uns beiden nach Rotwein. »Nur im Hotel musst du noch anrufen«, sagte Katrin, fast beiläufig. Ich hatte den Anruf verdrängt. »Du betrügst dich schon viel zu lange«, fügte sie hinzu, als sie sah, wie ich in mich zusammenfiel. Das war nicht meine Art. Noch nie hatte ich meinem Freund nachspioniert, niemals meinem Mann und nicht einmal Sophie. Ich mag Vertrauen zu den Menschen fassen, besonders zu denen aus meinem nächsten Umfeld. Auf dem Handy hatte Katrin bereits die Telefonnummer des Hotels gegoogelt. Sie hielt mir das Display vor die Augen.

»Weißt du, dass wir nie telefonieren?«

Katrin schaute mich erstaunt an.

»Alles läuft über Mails und SMS und WhatsApp. Maximilian hat fast nie Zeit zum Telefonieren.«

»Aha«, sagte Katrin und stöhnte auf, »dann willst du ihm jetzt einfach einen schönen Abend wünschen, einfach mal seine Stimme hören.« Ich wand mich unter ihren Worten. »Sarah, das ist ganz normal, also bitte.« Sie reichte mir den Hörer des Bürotelefons. Selbst das Wählen übernahm sie.

»Guten Tag, mein Name ist Sarah Krüger, ich würde gerne mit Herrn Hardenberg sprechen.« »Einen Moment bitte«, sagte die Rezeptionistin. Ich hörte eine Easy-Listening-Melodie. Nach ein paar Sekunden erklang wieder die Stimme der Frau: »Dankeschön fürs Warten, Frau Krüger. Das Ehepaar Hardenberg ist gerade an der Rezeption vorbeigegangen. Sie sind zum Essen.« Ich war nicht in der Lage, mich zu verabschieden, möglich, dass ich ein »Dankeschön« herauspresste.

Katrin schaute mich gespannt an. »Er ist zum Essen.«

»Immerhin wohnt er in dem Hotel.«

»Katrin!«, ranzte ich meine Freundin an. Sie hatte die Wahrheit verdient. »Die Frau sagte, das Ehepaar Hardenberg sei beim Essen.«

»Das Ehepaar Hardenberg?« Katrins Stimme überschlug sich.

»Na ja, kann auch sein, dass die Rezeptionistin denkt, sie sind ein Paar. Dabei sind sie nur Geschäftspartner.« Meine Stimme klang unsicher.

»Hör auf, dich zu belügen«, sagte Katrin. »Wo ist sie nur, meine Sarah?«

»Ich würde gerne seine Version erfahren«, sagte ich.

»Dann frag ihn doch, du hast doch seine Handynummer.« Katrin wollte jetzt alles ganz genau wissen. Ich fühlte mich eingeengt in einem Korsett, das mir nicht passte, in eine Rolle gedrängt, die ich nicht wollte. Ich war keine eifersüchtige Stalkerin, doch ich schrieb eine kurze WhatsApp-Nachricht. »Na, was machst Du?«

Als wir beim Italiener saßen, sich mein Gemüt schon ein bisschen beruhigt hatte, kam die Antwort. »Bin bei einem Geschäftsessen. Gute Nacht, Sarah.« »Siehst du«, sagte ich zu Katrin, »er ist bei einem Geschäftsessen.«

»Natürlich ist er das«, antwortete sie und schenkte uns noch Wein nach.

Kapitel 17
Dann ist es jetzt wohl an der Zeit, für mich zu gehen

Mein Geburtstag ist der Tag, an dem ich mich gern an meine Kindheit zurückerinnere. Wie ich morgens die angebrannten Streichhölzer roch, meine Mutter leise meine Zimmertür aufmachen hörte und dann das Lied der Lieder erklang: »Heute kann es regnen, stürmen oder schnei'n ...« Manchmal wird mir heute noch warm ums Herz, wenn diese Kindheitserinnerungen in mir hochkommen. Das Behütetsein, die Liebe meiner Eltern und die Sorge um mich. Vielleicht war ich deshalb an diesem Morgen, als Maximilian mich mit einer kleinen Torte und einer Kerze überraschte, so berührt. Ich lag noch im Bett bei ihm, in seinem Berliner Penthouse. Wir hatten es nicht geschafft reinzufeiern, die arbeitsreiche Zeit der letzten Wochen hatte mich ausgelaugt. Die Tage waren sowohl im Büro als auch privat ein Wechselbad der Gefühle, Emotionen und Zweifel gewesen. Doch jetzt, an diesem Morgen, war ich bereit, mit Maximilian einen schönen Tag zu begehen. Heute war Freitag, wir hatten uns beide auch den Montag freigenommen, ein langes Spätsommerwochenende lag vor uns. Pläne hatten wir keine.

Das dachte ich jedenfalls, bis Maximilian mir unter dem Kuchen lächelnd einen Umschlag zuschob, er hätte da noch eine Kleinigkeit für mich. Frisch geduscht, gut riechend und nur mit Boxershorts und einem T-Shirt bekleidet, hatte er sich auf die Bettkante gesetzt und schaute mich gespannt an, während ich den Umschlag öffnete. Eine ausgedruckte DIN-A4-Seite, darauf Flugdaten. »Wir müssen in einer Stunde los«, verkündete er.

»Oh Maximilian, das ist genau das, was ich jetzt brauche.« Ich umarmte ihn, schon immer hatte ich etwas für Spontaneität übrig gehabt. Vier Tage Mallorca, eine Fünfsterneanlage. Mit einem Schlag war ich wach, sanft drückte er mich zurück in die Kissen. Wenige Sekunden später hörte ich, wie eine Champagnerflasche entkorkt wurde, dann das Geräusch zweier sich füllender Gläser. Vertrautheit lag im Raum. Ich war noch nicht unter der Dusche gewesen, wir hatten noch nichts gegessen, der Champagner war das Erste, was ich an diesem Morgen zu mir nahm. Ganz nach Maximilians Geschmack, wie er mir versicherte, und schon stießen wir an. Es war das erste Glas des Tages, das nächste trank er, als ich unter der Dusche stand. Maximilian hatte seine Sachen bereits gepackt, ordentlich, pedantisch wie immer. Ich sollte einfach das mitnehmen, was ich aus Hamburg nach Berlin mitgebracht hatte. Auf einen Strandurlaub war ich nicht vorbereitet gewesen, aber mein Badezeug hatte ich immer dabei, denn sein Privatpool war zu unserer gemeinsamen Spielwiese geworden.

Wir waren spät dran, als wir am Flughafen ankamen. Wieder ging Maximilian bewusst langsam. »Du hast ja die Ruhe weg«, merkte ich an, als er in aller Seelenruhe seinen Koffer auf das Laufband stellte und die anderen Fluggäste mit eiligem Schritt an sich vorbeigehen ließ.

»Die Maschine fliegt nicht ohne mich. Stichwort Senatorkarte.« Das hatte ich natürlich vergessen, wie konnte ich nur.

Ich weiß nicht genau, wie ich mir den Flug in meiner Fantasie vorgestellt hatte, aber es hatte irgendetwas mit Romantik zu tun. Vielleicht ein Händchenhalten beim Start oder der Landung, ein Kuss von ihm, ein Streicheln durch mein Haar. Nichts davon passierte.

Beim Boarding begrüßte man ihn mit seinem Namen, der Platz in der Businessclass, erste Reihe, war bereits vorbereitet. Die Zeitung lag schon dort, er griff sofort danach und wandte die Augen nur von ihr ab, um uns Champagner zu bestellen. Er herrschte die Stewardess mittleren Alters an, sich zu beeilen, arrogant und hart. Ich schenkte ihr ein Lächeln, nicht alle waren so wie er, wollte ich ihr mit meinen Blicken sagen. Manchmal fragte ich mich, wie man sich in Maximilian überhaupt verlieben konnte, dies hier war so ein Moment. Das Flugzeugessen lehnte er ab, »diesen Fraß«, und verkündete, wir würden im El Olivo in Deia speisen. Das Restaurant gehöre einem Freund von ihm, Richard Branson, wahrscheinlich wäre auch Michael Douglas heute Abend dort, er hätte in den Hügeln eine Finca. Dann studierte Maximilian weiter die Wirtschaftsseiten der FAZ.

Er hatte uns ein Luxushotel zwischen Deia und Palma gebucht. Ein Traumhotel, auf mehrere Häuser waren die Luxussuiten verteilt. Die Rezeptionistin war eine Spanierin, Mitte zwanzig. Sie begrüßte Maximilian mit Namen und erkundigte sich nach der Anreise. Maximilian antwortete etwas auf Spanisch, sie errötete, aber zugleich veränderte sich ihr Gesichtsausdruck, so als hätte man sie beleidigt. Während er seine Brieftasche hervorholte und sie auf den Tresen legte, musterte sie ihn immer wieder. Umständlich suchte er zwischen seinen goldenen Kreditkarten die platinfarbene, die er schließlich mit den Worten »Ach, da ist sie ja« der Rezeptionistin reichte. Fast angewidert zog sie den Magnetstreifen durch das Lesegerät. Dann sagte sie etwas auf Spanisch zu ihm, er lächelte und antwortete ebenfalls wieder auf Spanisch. Ich hatte nicht gewusst, dass er die Sprache beherrschte. Die Rezeptionistin errötete und warf mir einen giftigen, vernichtenden Blick zu.

»Scheint so, als würde man dich hier kennen«, sagte ich in einem so eisigen Ton, wie es mir nur möglich war.

»Ja, ich war schon mal hier. Vor Jahren.« Maximilian sagte das wie nebenbei.

»Und was hat die Spanierin dir gesagt?«

»Das Wetter würde so bleiben, siebenundzwanzig Grad, das Meer soll schön sein, keine Algen seit dem letzten Sturm.« Ich fand es nett, dass man ihn gleich mit Informationen versorgte, die jeden Urlauber bei der Anreise interessierten. Zugegeben, der Blick der Rezeptionistin, der noch immer auf uns geheftet war, irritierte mich. Ich wollte Maximilian küssen, doch er wich zurück, was mich nicht wunderte, womit ich sogar gerechnet hatte. War zwischen den beiden vielleicht vor Jahren mal etwas gelaufen? Ich konnte mir nur schwer verzeihen, dass ich inzwischen hinter jeder Geste etwas vermutete, das einen Keil zwischen uns treiben könnte, aber die Andeutungen und Ausreden kamen mittlerweile zu geballt, trafen mich zu hart. Dennoch: Er hatte eben ein Vorleben, und wer würde als junge Frau nicht Interesse zeigen, wenn dieser reiche, unverschämt gut aussehende Tourist sich für einen interessierte? Vielleicht war es kurz nach der Trennung von seiner Frau gewesen. Jetzt war Urlaubszeit, ich hatte Geburtstag, und es war eine tolle Überraschung, die Maximilian für mich vorbereitet hatte. Und so störte mich sein hektisches »Später, später« nicht, das er, anstatt mich zu küssen, zwischen versteiften dünnen Lippen hervorpresste.

Die Suite kann man nur mit den Worten »ein Traum« beschreiben. Wenige ausgesuchte, sehr feine Möbel, ein breites Bett mit unzähligen Kissen und weiß-roten Bettbezügen. Ein ausladendes Sofa. Eine Terrasse mit Blick auf das Meer, das unter dem in die Felswand eingebetteten Hotel still auf uns wartete. Auf dem gläsernen Couchtisch stand ein Willkommenskorb mit frischem Obst und einer Champagnerflasche. Jetzt ließ er sich küssen und auf mein »Danke, Maximilian« umfasste er meine Hüften und hob mich zu sich hoch. Er erwiderte meinen Kuss, stellte mich wieder auf die Füße und griff zur Champagnerflasche. Dann prostete er mir zu und sagte: »Auf dich.«

Ein Brief lag im Obstkorb, ich wollte ihn nehmen, doch Maximilian war schneller. »Eine dieser schleimigen Compliment Cards – fürs Trinkgeld«, sagte er lachend und ließ den Brief in der Sakkotasche verschwinden. »Oder etwas Geschäftliches. Ich musste im Büro natürlich hinterlassen, wo ich bin. Geht gerade hoch her.« Dann trank er einen Schluck Champagner. Die Anzeige auf dem Hoteltelefon blinkte, eine Nachricht. »Ich höre sie mir später an, sicher das Büro.« Dann stellte er sein Glas ab und küsste mich. Etwas Forderndes lag in seinem Kuss, doch plötzlich wich er zurück. »Du gehst jetzt an den Pool, und ich erledige das hier, dann komme ich nach.« Schnell verstaute ich mein bisschen Garderobe in unserem Schrank, dann zog ich mich aus. Still stand Maximilian dort, in seiner Hand das Glas Champagner, sein Blick auf meine Brust geheftet. Es gefiel mir, ich drehte mich zu ihm.

»Na?«, sagte ich.

Er lächelte. »Später, Sarah, später.«

Mit einem leichten Sommerkleid, einem Buch, das ich mir

noch schnell am Flughafen gekauft hatte, und dem Poolhandtuch ging ich durch den kühlen Hotelflur. Alle Fenster waren geöffnet, der warme Wind streichelte mich, so fühlt sich Glück an, dachte ich. Und geradezu euphorisch wurde ich beim Anblick des Pools. Ich suchte mir einen Platz, zog mein Kleid aus und schwamm bis an den Rand des Beckens, von dem man einen weiten Blick auf das Meer hatte. Dort, direkt am Abgrund, fühlte es sich an, als würde man schweben, entlang der Steilküste, immer Richtung Meer. Ich beugte mich etwas vor. Dort unten war eine Bucht, wahrscheinlich reserviert für die Gäste des Hotels. Ich genoss den Blick und spürte die Sonne auf meinen Schultern, wie sie mich wärmte, wie sie brannte. Aber ich hatte die Sonnenmilch vergessen. Ich blieb noch einen Moment, dann schwamm ich zurück, legte mir das Handtuch um und machte mich auf den Weg zurück zum Zimmer. Maximilian hatte hoffentlich Sonnenmilch mitgenommen, oder zumindest eine Creme mit Sonnenschutzfaktor. Maximilian würde ich jetzt überreden, die Geschäfte für einige Stunden ruhen zu lassen und mit an den Pool zu kommen.

Doch als ich die Hotelzimmertür öffnete, war er nicht da. Sein Sakko hatte er in eine Schutzhülle in den Schrank gehängt, seine Nike-Turnschuhe standen ordentlich im Schuhfach. Der Koffer neben dem Schrank war das einzige Indiz, dass dieses Zimmer bewohnt war, und Maximilians ordentlich aufgestellte Kosmetikprodukte im Badezimmer. Alle Tuben neu. Wieder konnte ich nicht widerstehen, ich schaute in die lederne Kosmetiktasche. Nichts. Ich atmete auf. Vielleicht hatte er vor, unsere Nacht nach meinen Regeln zu bestreiten? Vielleicht hatte er verstanden, dass mir seine Art, Sex zu haben, die letzten Male missfallen hatte, und wollte mich glücklich machen. Ich fand Sonnencreme, rieb mich ein und ging zurück an den Pool. Wahrscheinlich hatten wir uns verpasst, wahrscheinlich hatte Maximilian längst entschieden, die Arbeit ruhen zu lassen und zu mir in die Sonne, ins Wasser zu kommen, Geburtstag zu feiern und das Leben zu genießen. Doch er war nicht am Pool. Eine ganze Stunde später war er noch immer nicht da. Ich ging zurück aufs Zimmer, kein Maximilian. Alles so unberührt wie vorher. Ich begann mir Sorgen zu machen, dann wählte ich seine Nummer. Das Handy war aus. Jetzt kam ich gegen meine Unruhe nicht mehr an, ich fragte an der Rezeption nach. Ein junger Mann in einem dunklen Anzug, der gut Deutsch sprach, hatte den Platz der Spanierin eingenommen. Nein, er hätte Señor Hardenberg nirgendwo gesehen.

Schließlich ging ich zurück an den Pool und legte mich auf meine Liege. Ich schloss die Augen, wollte mich beruhigen, und dann kam er schließlich. Nach zwei Stunden. Ich war sauer. »Wo warst du?«, zischte ich in sein lächelndes Gesicht.

»Ich habe telefoniert.«

»Wo?«

»Auf dem Zimmer«, sagte er und zuckte mit den Schultern.

Ich war aufgebracht. »Du lügst.«

»Sarah. Bitte!« Jetzt war auch er aufgebracht, schaute sich unsicher um, ob andere Gäste uns beobachten würden. »Ich war einmal unten, habe mir etwas zu trinken an der Bar besorgt. Dort klingelte mein Handy, New York, und ich habe ein paar Minuten an der Bar telefoniert. Was ist los mit dir?«

Ich schwieg, missmutig, die Wut runterschluckend. Was, wenn es stimmte, was er sagte? Ich wollte ihm keine Szene machen, das war nicht meine Art, doch das Misstrauen hatte aus mir einen anderen Menschen gemacht. Seine Facebook-

Freunde, die Kälte, die er in der Öffentlichkeit ausstrahlte. Ich sagte nichts. Maximilian zog sein T-Shirt aus und sprang in den Pool wie ein Profischwimmer. Mit schnellen Zügen schwamm er an den Felsrand und schaute aufs Meer. Mein Ausbruch war mir inzwischen peinlich. Ich musste Klarheit schaffen, ich durfte mich von Unruhestiftern wie Katrin und meiner Tochter nicht aus dem Konzept bringen lassen. Ich musste meinen Weg gehen. Schließlich war ich es, die Maximilian am besten kannte. Was wollte mir ein neunzehnjähriges Mädchen dazu sagen? Mit ihrer Lebenserfahrung, gerade der Pubertät entronnen, die Gefühle noch in Aufruhr von dieser Achterbahnfahrt, die sie durchgeschüttelt hatte. Ich sprang Maximilian hinterher und durchquerte den Pool in hastigen Zügen, bis ich neben ihm war. Ich schob meine Hand am Beckenrand unter seine. Schweigend schauten wir eine Weile aufs glitzernde Meer. Nie hatte ich ihn so lange so ruhig erlebt, der majestätische Anblick des Meeres ließ selbst ihn nicht kalt. Doch es waren nur wenige Minuten. »Lass uns etwas trinken gehen«, schlug er vor und kraulte zurück. Er nahm nicht die Treppe aus dem Pool, er stemmte sich mit seinen Armen am Beckenrand hoch, zwei Frauen, etwas jünger, beobachteten ihn und lächelten. Einen Moment blieb Maximilian stehen, dann ging er zu unseren Liegen, um sein Handtuch zu holen, und von dort zur Bar. Ich folgte ihm.

»Zwei Frozen Margaritas«, sagte er dem Barkeeper.

»Hier hast du eben etwas getrunken?«, fragte ich. Ich mochte meine Skepsis nicht, aber sie war stärker als meine Contenance.

»Ja, ja«, raunte er nur, »da drüben.« Vage ließ er seine Hand durch den Raum schweifen. Die Frage nervte ihn. Ich beschloss es dabei zu belassen. Ich hatte Geburtstag, die Sonne schien, wir waren in einem Kurzurlaub. Die Margaritas kamen, und ich spürte nach wenigen Schlucken schon die Wirkung. Maximilian schaute auf die Uhr. »In einer halben Stunde habe ich für dich einen Termin bei der hoteleigenen Pediküre vereinbart«, verkündete er.

»Oh, ich hatte gehofft, dass wir den Nachmittag zusammen verbringen.«

»Ist doch nur eine halbe Stunde«, sagte er. »Ich gehe ins Fitnessstudio, und danach treffen wir uns auf dem Zimmer.« Sein Blick sagte alles, ein kleiner Schauer lief mir über den Rücken und löste sich im Bauch auf.

Ich brauchte keine Pediküre, ich war zu Hause unmittelbar vor dem Wochenende mit ihm, dort gewesen, aber ich wollte ihm nicht den Spaß verderben. Nach zehn Minuten war ich fertig, ich hatte mir nur eine kurze Fußmassage gegönnt. Ich ging ins Fitnessstudio, um auch ein bisschen Sport zu machen, aber Maximilian war nicht dort. Ich wartete. Vielleicht war er noch auf dem Zimmer, um sich Sportkleidung zu holen – doch wie lange konnte so etwas schon dauern?

»War ein Señor Hardenberg hier?«, fragte ich schließlich den Fitnesscoach, der gerade Handtücher zusammenlegte.

»Nein, hier war niemand. Nicht bei diesem Wetter. Die Leute kommen erst heute Abend«, antwortete er mir in gutem Deutsch.

Mit eiligen Schritten ging ich zum Zimmer, zog meine Schlüsselkarte durch den Schlitz und sah Maximilian in der Terrassentür stehen, das Handy am Ohr. Mit meinem Kommen hatte er nicht gerechnet, er beendete sofort das Gespräch und wischte rasch mit seinem Finger über das Display. »So schnell«, sagte er, doch dann bemerkte er meinen Blick. »London«, kommentierte er nur schroff, als hätte ich ihn bei einem Jungenstreich erwischt. Er konnte so kindlich aussehen, so verschmitzt, doch nach außen wirkte er oft ganz anders, ernst und kontrolliert. Ich beließ es dabei.

»Lass uns hierbleiben«, sagte ich. Ich war plötzlich so müde von alledem, von meiner Skepsis, von seinem Verhalten. Ich wollte jetzt bei ihm sein, nur wir beide, ohne Termine, ohne Drinks. Urlaub, Zweisamkeit, Essen auf dem Zimmer. Maximilian schien sich zu ergeben. Er seufzte, ließ sich einen Moment einfangen, doch es währte nicht lange. Mit einem Ruck stand er auf. »Ich habe einen Tisch bestellt, der Wagen kommt in dreißig Minuten.« Damit war das Thema erledigt. Er hätte sich schon etwas überlegt, er wollte mich überraschen und in diesem Restaurant essen gehen. Ich würde es nicht bereuen, versprach er. Wir machten uns fertig. Maximilian duschte allein, die Tür verschlossen, danach ich.

Im Taxi nahm er meine Hand, was mich rührte. Als er mich vor sich her in das Restaurant schob und mit langsamen Schritten an den Tischen vorbeiging, an denen verliebte Paare und Geschäftsleute saßen, waren alle Augen auf ihn gerichtet. Ich sah tatsächlich Prominente an den Tischen. Schauspieler und einen Musiker, der daran zu erkennen war, dass eines seiner Bandmitglieder wie üblich eine Sonnenbrille trug – und das in einem fast nur von Kerzen beleuchteten Raum. Unser Tisch hatte einen sehr exponierten Platz, er stand in einer in Stein geschlagenen Grotte. Hier gab es nur uns beide, so wie ich es mir gewünscht hatte. »Champagner«, verstand ich aus seinen spanischen Sätzen, die er dem Kellner schon mit auf den Weg gab, während der uns noch zum Tisch führte. Es kam eine Flasche Moët-Chandon in einem Eiskühler.

Als der Kellner die Speisekarten auf unseren Tisch gelegt und sich langsam und lautlos entfernt hatte, griff Maximilian in seine Sakkotasche und holte ein kleines Päckchen in goldenem Geschenkpapier heraus. Er legte es vor sich auf den Tisch. In diesem Augenblick begannen meine Gedanken zu rasen. Was wollte er mir hier, an diesem romantischen Ort, in dieser Atmosphäre, an meinem Geburtstag sagen? Was wollte er mich fragen? Wie lange hatte er sich auf diesen Moment vorbereitet? Meine Skepsis, die mich den ganzen Tag über verfolgt hatte, schien unbegründet gewesen zu sein. Unser Tisch war der schönste im ganzen Restaurant. Da Filmstars und andere Prominente den Tisch sicher auch gern gehabt hätten, musste er Himmel und Hölle in Bewegung gesetzt haben, um ihn zu bekommen. Ich schmolz dahin, noch bevor Maximilian irgendetwas gesagt hatte. Er betrachtete das kleine Päckchen vor sich auf dem Tisch, dann mich, dann die aufsteigenden Champagnerbläschen in seinem Glas. Mein Herz raste, sagen konnte ich nichts, nur schlucken. Jetzt brauchte ich Alkohol. »Sarah«, begann er schließlich mit seiner tiefen ruhigen Stimme.

»Ja«, hauchte ich.

Er schob das Geschenk über den Tisch. »Alles Gute zum Geburtstag.« Dann lehnte er sich im Stuhl zurück und beobachtete mich, wie ich eilig, mit zittrigen Fingern, die Schleife löste. Ich konnte nicht nach oben schauen, diesmal war ich es, die keinen Blickkontakt ertragen hätte. Das Päckchen enthielt eine Schachtel von Cartier. Auf einem Samtkissen lagen zwei Love Bangles, eins in Weißgold und eines in Rotgold. Mir wurde etwas schummrig vor Augen, ich sah nur noch verschwommen. Es war zwar kein Antrag, wie ich es mir in meinen wilden Fantasien in den Sekunden des Auspackens erhofft hatte, aber es waren Armreifen der Liebe. Ein Schmuckstück für die Ewigkeit, eines, das uns verband, ein Vorspiel, ein Zeichen der Zusammengehörigkeit. Maximilian fühlt mehr, als er sagen kann, schoss es mir durch den Kopf. Dieser Abend, dieses Geschenk, sie waren der Beweis. Er schob mir die Armreifen übers Handgelenk und schraubte sie mit dem dazugehörigen Schraubenzieher fest zusammen. Ich war glücklich.

»Danke«, hauchte ich.

»Sehr gerne«, antwortete Maximilian. Dann nahm er die Karte und wählte uns ein Gericht aus.

Im Hotelzimmer spürte ich wieder diesen angenehmen Schauer, der mir von den Schulterblättern hinunter bis über meinen Bauch lief. Heute würde es eine wundervolle Nacht werden. Ich begehrte Maximilian sehr, ich wollte ihn ganz dicht bei mir haben, so als würde ich mich für das Misstrauen entschuldigen wollen, ohne Worte, nur mit meinem Körper. Ich umfasste ihn, als er sich neben mir ins Bett legte, strich ihm mit meinen Fingern über die Brust und ließ sie dann in seine Hose gleiten. Nichts.

»Sarah«, sagte er.

»Ja, Maximilian.« Ich war ungeheuer erregt, aber irritiert, dass das Verlangen offensichtlich einseitig war.

»Heute nicht Sarah, ich bin müde.« Ich konnte es nicht fassen. Warum hatte dieses Kribbeln nach einem solchen Abend nur bei mir eingesetzt? Warum wollte mich dieser Mann, dem Sex so viel bedeutete, nicht? Heute, an meinem Geburtstag. Hatte ich etwas falsch gemacht? Ich ließ meine Hand an seinem Hosenbund liegen, bewegte sie kaum merklich. Er bekam keine Erektion. Ich schob meine Hand ein kleines Stück tiefer, doch nichts regte sich. Nur die Wärme konnte ich spüren und dann das ruhige gleichmäßige Atmen. Ich würde den Sex auf morgen früh verschieben müssen, ich würde einen neuen Anlauf starten. Unruhig schlief ich ein, fast ein bisschen gedemütigt.

Es war mitten in der Nacht, die Digitalanzeige auf dem riesigen Flachbildschirm zeigte 3:09 Uhr an. Ich drehte mich zu Maximilian. Ich rückte weiter und weiter zur Seite, tastete das Bett ab, in der Hoffnung ihn gleich zu berühren, seinen warmen Körper zu spüren, mich an ihn schmiegen zu können, doch er war nicht da. Das Kissen war kalt, das Laken ebenso. Er war nicht eben schnell aufgestanden, um auf die Toilette zu gehen, er musste schon lange weg gewesen sein. Plötzlich war alles wieder da, die Skepsis, das Misstrauen, das mich zu vergiften schien. Ich brauchte Klarheit, ich würde ihn suchen gehen. Nackt, wie ich war, wühlte ich mich aus den Kissen und streifte mein Kleid über. Schon war ich auf dem Hotelflur, hektisch atmete ich die kühle Luft des Spätsommers ein. Ich brauchte nicht weit zu gehen, bis sich nur wenige Meter den Flur entlang eine Zimmertür öffnete und Maximilian heraustrat. Barfuß, mit einer Jeans und einem weißen T-Shirt, das er noch nicht getragen hatte, als wir am Abend ins Bett gegangen waren. Plötzlich reagierte ich wie eine Detektivin. Er hatte mich nicht bemerkt. Ich versteckte mich hinter einer Statue, die in dem breiten Flur stand. Mit eiligem Schritt ging er an mir vorbei in Richtung unseres Zimmers. Er würde mich dort nicht finden, würde sich wundern, mich panisch suchen gehen vor Angst, dass das miese Spiel nun aufgedeckt war. Oder auch nicht. Vielleicht würde er auch einfach nur schlafen gehen. Ich wollte es genau wissen. Als Maximilian verschwunden war, rannte ich den Gang zu dem Zimmer hinunter, aus dem er vor nicht einmal einer Minute gekommen war. Ich klopfte, nein, ich hämmerte an die Tür und wartete mit hektischen Atemzügen auf das, was ich gleich sehen würde. *Was* ich kurz darauf sah, erschütterte mich im tiefsten Inneren meiner Seele. Sie war fast nackt, ihr Haar zerwühlt, die Schminke verwischt. Ihre Hände umfassten ein Glas Champagner, die Fingernägel waren pink lackiert, ein Tattoo am Oberarm. Ihr Blick eine Mischung aus Erstaunen und Abgebrühtheit. Sie musterte mich von oben bis unten. »Ja?«, sagte sie mit hoher, piepsiger Stimme. Sie war jung. Mindestens fünfzehn Jahre jünger als ich. Sie hatte eine gute Figur, mittelgroße Brüste. Verbrauchte, nach Rauch riechende Luft strömte aus dem Zimmer, in dem Maximilian unser Ende besiegelt hatte. »Wer bist du?«, schrie ich.

»Mein Gott noch mal, was wollen Sie von mir?«, fragte sie in einem für diesen Moment vollkommen unpassenden neutralen Ton.

»War Maximilian hier?« Meine Stimme zitterte, mein ganzer Körper vibrierte vor Zorn.

Sie lachte. »Komm rein«, sagte sie vollkommen unbekümmert. Ich überschritt die Schwelle und sah mit flackerndem Blick, wie sie sich einen Morgenmantel des Hotels überzog. »Setz dich.«

»Nein«, schrie ich. »War Maximilian hier?«

Sie griff nach einer Packung Zigaretten und bot mir eine an. Was bildete sie sich ein? Dann blies sie den Rauch in mein Gesicht und grinste mich an. Breit, unverschämt und kalt. »Natürlich war Max hier!«, sagte sie und begutachtete ihre Fingernägel. Sie war vollkommen ruhig, so, als würde sie ständig diese Art von Gesprächen führen. Ich bereue bis heute, was ich dann tat. Nicht den Schlag, den ich ihr mit flacher, glühender Hand ins Gesicht versetzte, sondern das unüberlegte Davonrennen, zurück zu unserem Zimmer. Vielleicht hätte sie mir alles erzählt, ich hätte alles über den dunklen Teil von Maximilian erfahren, ich hätte Klarheit gehabt. Aber ich lief einfach davon. Ich war nicht imstande, diese Demütigung auszuhalten, ich konnte nicht anders.

Als ich die Tür zu unserem Zimmer aufriss, stand Maximilian nackt vor dem Spiegel und fasste sich an, sein Blick fasziniert auf seinen Körper gerichtet. Ich schrie, langsam drehte er sich um. »Was ist los?«, flüsterte er. Wieder diese Ruhe, die er sich selbst verordnete, sobald es hektisch um ihn herum wurde.

»Was los ist? Ich war bei ihr! Bei diesem billigen Flittchen!« Ich riss meine Tasche unter dem Schrank hervor, eine Schnalle schlug auf meinen Arm und hinterließ eine blutige Wunde. »Scheiße«, rief ich. Dann riss ich meine wenige Kleidung von den Bügeln im Schrank.

»Beruhige dich«, hörte ich ihn hinter mir sagen. »Sie ist eine Bekannte, die ich heute zufällig getroffen habe, vorhin, als ich unten in der Bar war.« Er machte eine Pause und zog sich seine Boxershorts an, er hatte keine Erektion mehr. »Nun sei doch nicht so zickig. Du bist ja genau wie alle anderen Frauen. Und ich dachte«, er machte eine weitere Pause, um sein T-Shirt über den Kopf zu ziehen, »du seist etwas Besonderes.«

»Ich bin etwas Besonderes«, gurgelte es aus mir heraus, der Rest erstickte in meinen Tränen.

»Dann ist es jetzt wohl an der Zeit für mich zu gehen«, sagte er und verzog keine Miene. Er war vollkommen teilnahmslos, keine Spur von Reue, keine Gefühlsregung. Es war eine Feststellung. Das Ende einer geschäftlichen Vereinbarung. Seine

Stimme ruhig und ausgeglichen, wie immer. Leise schloss er die Zimmertür hinter sich und verschwand. Er ging einfach und ließ mich stehen. Meine Tasche halb offen, rannte ich ebenfalls aus dem Zimmer, raus aus dem Hotel und in die kühle Morgenluft. Ich ließ mich auf die Steinmauer draußen vor dem Hoteleingang fallen und weinte und weinte und weinte.

Erst als ein junges angetrunkenes Paar aus einem Taxi stieg und zu mir kam, sah ich auf. »Brauchen Sie Hilfe?«, fragte der Mann.

»Sie sind ja verletzt«, bemerkte die Frau und berührte meinen Arm, der von der Schnalle ramponiert war.

»Ich muss hier weg!«, stammelte ich.

»Liebeskummer?«, fragte die Frau.

»Ich muss weg.«

»Nimm unser Taxi«, schlug der Mann vor und gab dem Taxifahrer ein Zeichen. Dann half er mir zum Wagen, trug meine Tasche zum Kofferraum und legte sie hinein.

»Zum Flughafen«, brachte ich hervor. Dann fuhr der Wagen dem schmalen Streifen Rot am Horizont entgegen.

Es war keine Begrüßung, nur ein Schluchzen, das meiner Kehle entwich, als Katrin verschlafen den Hörer abnahm. Ich stammelte, ich stotterte mich durch Halbsätze, das Grauen vor Augen. »Du kommst sofort zurück nach Hamburg«, sagte sie. Ich schreibe dir gleich eine SMS mit den Flugdaten. Ich kümmere mich um alles. Versuch dich zu beruhigen.« Das wütende Beben in Katrins Stimme werde ich mein Leben lang nicht vergessen, genauso wenig wie den Satz: »Dann ist es jetzt Zeit für mich zu gehen.«

In Hamburg angekommen, gingen wir wieder und wieder diese Szene durch. Katrin wollte jedes Detail wissen. Sie hatte mich vom Flughafen abgeholt. Im Auto hatten wir geschwiegen, nur hin und wieder, wenn es nötig war, hatte sie mir ein Taschentuch gereicht. »Was ist das für ein Arschloch?«, begann sie nun das Gespräch.

Ich schluchzte. »Jetzt ist alles raus. Endlich.«

Katrin nahm mich in den Arm, ich drückte meinen Kopf gegen ihre Schulter, so fest ich konnte. Ich bebte. »Finger weg von diesem reichen, verwöhnten Arsch, der glaubt, er könne sich alles kaufen. Was ist bloß so toll an ihm? Ist es der Sex?«

Ich löste mich aus ihrer Umarmung, und dann sprudelte es aus mir heraus. Ich erzählte von dem pornohaften Sex, von den Videos und dem Spielzeug, von seinen Höhepunkten, die er mit sich allein ausmachte, von seiner Lautlosigkeit dabei. Katrin war entsetzt. Sie unterbrach mich nicht. Ich verlor mich sogar in Details. Es war mir unheimlich, denn während ich über ihn berichtete, tauchten diese Bilder von unseren sexuellen Begegnungen in mir auf. Ich erzählte alles, was mir einfiel, chronologischer, als ich es für möglich gehalten hätte. Katrin schaltete ihren Laptop an und öffnete Facebook. Längst war auch sie mit ihm befreundet, reihte sich ein in die Liste der Frauen mit den lackierten Nägeln, den Piercings und den Tattoos. Ich zeigte ihr die Frau, die ich im Hotel geschlagen hatte. Sie passte in die Liste der jungen Mädchen. Es waren Hunderte. Dann gingen wir auf Maximilians Facebook-Seite. Von heute Morgen gab es bereits einen Post mit Foto von ihm. Er saß am Strand, sein Gesicht hatte er zur Kamera gedreht. Er lächelte. Hinter ihm ging die Sonne auf. Darunter der Text: »Immer wieder schön in Deutschlands wärmstem Bundesland.«

Teil II
Die Therapie

Kapitel 1
Was habe ich falsch gemacht?

Dies ist die Geschichte, die mir Sarah erzählt hat. Unter Tränen, immer wieder Pause machend, in sich zusammengesunken. Sarah ist auf Anraten ihrer Freundin Katrin zu mir gekommen. Ich kenne Katrin lange, sie ist eine Freundin von mir. Ich bin ihr dankbar für ihren Einsatz, denn Sarah braucht Hilfe. Ihre Augen verweint, die Wangen eingefallen, ist sie an einem Punkt im Leben angekommen, an dem die Traurigkeit, die Verzweiflung und das Nicht-verstehen-Können das normale Alltagsleben überschatten. Ein Punkt, an dem das Weiterleben unmöglich erscheint. Menschen gehen auf unterschiedliche Art und Weise mit Lebenskrisen um. Einige nehmen wie selbstverständlich eine Therapie in Anspruch, sie verstehen unsere Arbeit wie die eines Hausarztes bei einer Grippe. Andere kommen erst auf Anraten ihres Umfelds, wieder andere kommen nie. Oft kostet es zu viel Überwindung, und die Scham ist zu groß. Ich achte in den Therapiesitzungen auf die Details, studiere auch das nicht Gesagte, die Gestik. Ich lasse die Patienten einfach sprechen, der erste Eindruck ist wichtig und kann entscheidende Hinweise für die Wahl des richtigen homöopathischen Mittels geben.

An diesem herrlich sonnigen Spätsommertag höre ich eine Geschichte, die mich jahrelang beschäftigen soll und die mich auch beruflich als Homöopathin immer wieder fordert.

Ich arbeite nun schon seit zwanzig Jahren als selbstständige Homöopathin und Psychosomatikerin in meiner Praxis und weiß, dass ein Mensch nie auf bestimmte körperliche Symptome reduziert werden kann und diese auch nicht isoliert behandelt werden können. Alle Menschen bestehen aus Körper, Geist und Seele und wollen beziehungsweise müssen als Ganzes gesehen werden, damit Heilung stattfinden kann. So besteht meine Aufgabe darin, die seelischen Themen hinter den Beschwerden zu ergründen und gemeinsam mit dem Patienten in sein oder ihr Bewusstsein zu holen, damit sie bearbeitet und gelöst werden können. Dafür ist es wichtig, den Menschen in seiner Individualität zu erfassen, angefangen von der Zeit als Fötus über Geburt, Kindheit und Pubertät bis ins Erwachsenenalter. Alle noch so unwichtig scheinenden Details können wichtig sein und werden berücksichtigt. Besondern Wert legen wir Homöopathen auf ungewöhnliche oder eigenartige Symptome und deren Modalitäten. Das sind Umstände oder Einflüsse, die die Symptome bessern oder verschlechtern. So bekommt jeder Patient ein für ihn passendes, individuell gewähltes homöopathisches Arzneimittel, das ihn in seinem Sein unterstützt, authentisch werden lässt und seine Lebenskraft anregt. Auch wenn Patienten mit ähnlichen Symptomen oder sogar gleichen Diagnosen zu mir kommen, wird jeder von ihnen individuell therapiert und erhält eines von mehreren Tausend möglichen Arzneimitteln. Neben der feinstofflichen Unterstützung ist die Ebene der Analyse, der Erklärung und Bewusstmachung der individuellen Probleme ein weiterer Bereich meiner Tätigkeit, die gerade in unserer westlichen, doch eher verkopften Welt immer mehr an Bedeutung gewinnt. So führe ich viele Gespräche mit meinen Patienten, die ihnen einen tieferen Einblick in ihr Gefühls- und Seelenleben bringen, die sie verstehen lassen, woher bestimmte Muster oder eingefahrene Programme und Handlungsweisen kommen und wie man diese durchbrechen, bearbeiten und im besten Fall sogar auflösen kann.

Sarahs Geschichte hallt in meinem Behandlungszimmer nach, das wird sie noch lange tun, vielleicht für immer. Als sie zu Ende erzählt hat, lächelt sie mich verlegen an, sichtlich erschöpft und übernächtigt. Sie ist ungeschminkt, blass, hat die Haare zu einem Pferdeschwanz zusammengebunden, trägt Jeans, ein blaues verwaschenes T-Shirt und Turnschuhe. Eine schlanke, groß gewachsene Frau, deren Attraktivität sich hinter einem Schleier von Traurigkeit und Verzweiflung verbirgt. Ohne Strahlen, ohne Glanz, zusammengekauert und mit herabhängenden Schultern, am Boden zerstört. Sie hat viele Fragen zu dem, was ihr in den vergangenen Monaten widerfahren ist. Keiner ihrer Gedanken führt zu einer Erklärung, zu einer Lösung, alles dreht sich um die zentrale Frage: »Was habe ich falsch gemacht?«

»Nichts haben Sie falsch gemacht, Sarah, Sie haben gar nichts falsch gemacht. Diese Antwort wird Sie im Moment nicht befriedigen und auch nicht glücklich machen, aber ich kann Ihnen vorab versichern, dass alles im Leben geschieht, um Sie auf Ihrem Weg voranzubringen. Das hört sich zunächst etwas esoterisch oder spirituell an, ich werde Ihnen aber erklären, was gerade passiert, und mit Ihnen gemeinsam einen Ausweg finden.«

»Ich wollte diesen Mann doch nur lieben und von ihm geliebt werden. Ich wollte endlich ankommen bei jemandem, der mich versteht und nimmt, wie ich bin. Warum kann Maximilian das denn nicht annehmen, warum weist er mich zurück?

Warum all diese Lügen, diese Unwahrheiten? Wie anstrengend muss sein Leben sein? So ein Doppelleben zu führen, immer auf der Hut, dass etwas rauskommt, dass ich entdecke, was wirklich vor sich geht … Wie kann ein Mensch nur so leben? Und jetzt meldet er sich nicht mehr, nach all dem, was zwischen uns gewesen ist, was wir erlebt haben, was uns verbunden hat. Ich verstehe die Welt nicht mehr. Habe ich mir das denn alles nur eingebildet, habe ich seine Signale falsch gedeutet? Das macht man doch nicht alles, wenn man keine ernsten Absichten hat, oder? Wieso nimmt er mich mit auf Reisen, stellt mir seinen Freund vor? Warum geht er mit mir eine Geschäftsbeziehung ein, die uns auch jetzt noch aneinander bindet? Wie soll das weitergehen? Ich kann ihm nicht mehr in die Augen schauen nach all dem Verrat. Wenn er doch nur erklären würde, was ihm gefehlt hat, was ich falsch gemacht habe, wonach er sich in Wirklichkeit sehnt. Ich könnte mich ändern, mehr auf seine Bedürfnisse eingehen, mich anpassen. Ich würde ihm dann auch verzeihen, auch einen solchen Fehltritt muss man doch verzeihen können, wenn man wirklich liebt, oder? Ich liebe ihn doch so sehr.« Sarahs Stimme zittert vor Wut und Verzweiflung, sie kämpft mit den Tränen, den letzten Satz spricht sie leise aus, wie zu sich selbst, beschwörend, als würde sie sich Kraft geben wollen. Wie oft hat sie sich auf diese Weise schon Mut zugesprochen? Wie oft hat sie sich nach all den Enttäuschungen genau diesen Satz in ihr Bewusstsein gerufen: »Ich liebe ihn doch so sehr.«

»Ich kann Ihre vielen Fragen verstehen, und Ihr Bedürfnis zu lieben und geliebt zu werden ist natürlich das urmenschlichste Bedürfnis, das wir haben. Jeder Mensch sehnt sich nach bedingungsloser Liebe und hat auch ein natürliches Recht darauf. Bestenfalls haben wir diese bedingungslose Liebe schon als kleines Kind durch unsere Eltern erfahren. Später suchen wir dann als Erwachsener erneut ebendiese Bedingungslosigkeit in einer Partnerbeziehung. Es gibt Menschen, die diese vorbehaltlose Liebe als Kind jedoch nicht erfahren haben, woraus sich im Erwachsenenalter oft falsche Vorstellungen von Beziehung und Partnerschaft entwickeln. Das Fehlen dieser bedingungslosen Liebe in der Kindheit kann zu unterschiedlichen Persönlichkeitsstörungen führen, diese sind immer ein Versuch der Kompensation und der Versuch, sich das Leben erträglich zu machen. Da ich Maximilian nicht persönlich kenne, werde ich natürlich vorsichtig sein, eine Diagnose zu stellen, aber nach all dem, was ich bis jetzt gehört habe, scheinen bei ihm starke narzisstische Züge vorzuliegen.

Ich werde Ihnen erklären, wie ich zu dieser Vermutung komme: Aus seiner Kindheitsgeschichte heraus wird deutlich, dass er vernachlässigt wurde und nie tiefe Liebe erfahren und gelernt hat. Seine Mutter, die als Künstlerin ständig auf Reisen war, hatte nie wirklich Zeit für ihn. Ihre Karriere und die neue Beziehung zu ihrem Musikerkollegen schien ihr wichtiger zu sein, als sich um Maximilian zu kümmern. Das Alleinsein mit dem Vater und dessen früher Tod, das Aufwachsen bei den Großeltern, auch diese Umstände haben es ihm ein Stück weit verwehrt, wirklich Kind sein zu dürfen. Er bekam keine oder zumindest die falsche Aufmerksamkeit. Nicht bei jedem Menschen führen diese Erlebnisse unweigerlich zu einer Störung der Persönlichkeit, doch im Fall von Maximilian wird deutlich, dass er sich aus Angst vor weiteren Enttäuschungen und um sich zu schützen, eine Art Panzer zulegte. Aus Ihren Erzählungen geht nirgends hervor, dass er sich emotional auf Sie eingelassen hat.

Er wurde als Kind nie bedingungslos angenommen, und im Inneren ist dadurch eine tiefe Unsicherheit entstanden, nicht willkommen zu sein als der, der er ist. Diese Unsicherheit macht ihn schutzlos und entblößt ihn, also versucht er sie permanent zu verbergen.

So, wie Sie ihn beschreiben, versucht Maximilian eine Beziehung aufzubauen, indem er sich als etwas Besonderes, geradezu Grandioses inszeniert. Er ist ein Mensch, der keine Ahnung hat, wer er wirklich ist. Er kennt sein eigenes Wesen nicht. Aus Schutz hat er sich ein falsches Selbst zugelegt, das so mächtig geworden ist, dass sein wahres Ich komplett unterdrückt wird. Er erkennt vermutlich noch nicht einmal, dass sein falsches Ich ihn beherrscht, es ist ihm so vertraut geworden, dass er es für seine wahre Persönlichkeit hält. Dieser Identitätsverlust ergibt sich als Reaktion auf das Kindheitstrauma. Tief im Inneren lehnt der Narzisst sich selbst ab und zweifelt zutiefst an sich. Das ist auch das Hauptmerkmal der Persönlichkeitsstörung. Der Narzissmus ist der Versuch einer Abwehr gegen diesen tief liegenden Selbsthass.«

»Selbsthass?«, fragt Sarah. Ihr Gesicht zeigt Züge des Entsetzens, der Ungläubigkeit. »Sie beschreiben mir eine fremde Person.« Sie greift zu den Taschentüchern. Ich versuche in ihr die erfolgreiche Geschäftsführerin einer Werbeagentur zu sehen. Eine erfolgreiche Businessfrau, die in wenigen Monaten zu diesem gebrochenen Menschen geworden ist. Wie dicht Liebe und Zerstörung beieinanderliegen. Wie brutal die Liebe sein kann. »Ich war fasziniert von diesem Mann. Bereits sein erster Auftritt hat mich verzaubert. Ich war gefangen.« Sie stockt. Ich weiß, dass sie meine Informationen noch nicht wirklich verstehen kann, aber sie sind notwendig. Emotional befindet sich

Sarah gerade in einem Bewusstwerdungsprozess, den ich behutsam vorantreiben will.

»Sein äußeres Erscheinungsbild, sein Perfektionismus bei der Wahl seiner Kleidung, sein zelebrierter Körperkult deuten auf eine übertriebene Selbstliebe hin, die jedoch nur ein Versuch ist, mangelndes Selbstwertgefühl zu kompensieren. Als Sie Ihre erste Begegnung schilderten, betonten Sie Maximilians stattliche Erscheinung, seine gerade Haltung und seine perfekt aufeinander abgestimmte Kleidung. Ein derartiges Auftreten ist kein Zufall, soll aber tatsächlich so wirken, als hätte sich alles mühelos und rein zufällig so ergeben. Genau das Gegenteil ist aber der Fall. Narzissten verbringen unverhältnismäßig viel Zeit damit, sich zu stylen, – alles muss perfekt sein. Das Haar muss entsprechend liegen, die Nägel müssen makellos manikürt sein. Äußerliche Sauberkeit gibt ihm auch das Gefühl von innerer Reinheit, tatsächlich aber ist ihm klar, wie zerrüttet sein Inneres ist. Umso mehr legt er Wert auf seine Erscheinung, das Bild, das er von sich hat, und darauf, wie er in der Öffentlichkeit wahrgenommen werden will. Dies ist ganz typisch für Narzissten – sie versuchen nach außen etwas darzustellen, was sie innerlich nicht tragen können. Und das Ganze ist harte Arbeit. Sich ständig über seine Wirkung Gedanken zu machen, führt zu einem zwanghaften Perfektionismus. Das alles ist auch für einen Narzissten extrem anstrengend und kostet ihn im Alltag viel Zeit. Die Kleidung muss faltenfrei sein und natürlich teuer und exklusiv, Label und Designer spielen eine wichtige Rolle. Selbstverständlich hat er einen Montblanc-Füller, den er Ihnen bei der erstbesten Gelegenheit zum Schreiben reicht, natürlich wohnt er nur in den teuersten Hotels. Die Summe der Dinge vervollständigt sich hier zum Bild einer perfekten Inszenierung. Sein Leben ist eine Lüge, es ist ein Auf-der-Flucht-Sein, ein Wegrennen vor sich selbst. Er muss auffallen und im Mittelpunkt stehen.

Nehmen wir einmal die Wahl seines Autos, ein weißer Range Rover. Ein Singlemann mit so einem großen Wagen, der Platz für eine ganze Familie mit Hund und Gepäck bieten würde ... Auch hier zählt wieder, dass alles groß und auffällig sein muss. Eigentlich völlig unnötig in einer Stadt wie Berlin, wo man schon mit einem Smart zu lange auf Parkplatzsuche ist. Und ein unwegsames Gelände findet sich in einer Großstadt auch eher selten. Aber daran sehen Sie auch, wie verbreitet narzisstische Züge in unserer Gesellschaft sind. Noch nie gab es so viele SUVs, obwohl kaum einer der Fahrer mit Anhänger durch die Prärie fahren oder die Allradfunktion einsetzen muss, um eine Steigung zu bewältigen. Außerdem lässt Maximilian, wie andere Polospieler auch, seine Pferde zu den Poloturnieren bringen. Er würde sich wohl kaum die Finger schmutzig machen.

Schon bei der ersten Begegnung sind Sie auf ihn hereingefallen, als er seinen großen Auftritt hatte, weil er bewusst oder unbewusst zu spät kam. Alle Augen waren auf ihn gerichtet, Frauen verdrehten sich den Hals, um diesem so charismatisch wirkenden Mann hinterherzuschauen. In solchen Momenten fühlt Maximilian sich wie auf seiner eigenen Bühne, dann hat er das Spiel in der Hand, so glaubt er jedenfalls. Auch beim Poloturnier sagte er: ›Die Besten kommen immer zum Schluss.‹ Narzissten suchen nach Anerkennung und Bewunderung, brauchen ständig Lob und fordern dieses von jedem Menschen in ihrer Umgebung permanent ein. Der Ausspruch ›Ah, 007 ist da‹ hört sich im ersten Moment amüsant an. Maximilian aber entgeht die Ironie, er liebt diese Schmeicheleien. Er kann nicht lachen, vor allem nicht über sich selbst. Er versteckt sich in seiner Arroganz und Überheblichkeit. Er schreitet durch die Gesellschaft und nickt in alle Richtungen, ein Zeichen für tiefe Unsicherheit und mangelnden Selbstwert. Offen und herzlich auf fremde Menschen zuzugehen, liegt ihm nicht, er ist unsicher, wie die Menschen auf ihn reagieren, ob sie ihn möglicherweise kritisieren oder sogar ablehnen. Also baut er eine Fassade auf, eine Aura des Unnahbaren, die ihn gleichzeitig interessant und anziehend macht. Narzissten wollen geheimnisvoll erscheinen, und das ist es, was der Wahrheit am nächsten kommt, denn kaum ein Mensch hat mehr Geheimnisse als ein Narzisst. Sein kindliches Bedürfnis, ständig umsorgt und beachtet zu werden, kann niemals gestillt werden. Der Anspruch an sich, der Größte, der Beste, der Perfekteste zu sein, führt häufig dazu, dass er extrem erfolgreich im Beruf ist und so Macht über Untergebene oder Mitarbeiter ausüben kann.

Maximilian als Inhaber von Ruff Records hat mit seiner Berufswahl gleich zwei Fliegen mit einer Klappe geschlagen. Er ist sehr erfolgreich und mächtig geworden, verdient Millionen und kann sich somit allen Luxus dieser Welt leisten. ›Nur das Beste ist gerade gut genug‹ ist ein typischer Ausspruch eines Narzissten. Er erhebt Anspruch auf Luxus und Glanz, als sei es ein Geburtsrecht. Des Weiteren umgibt er sich in der Musikbranche mit vielen Stars, in deren Licht er sich sonnt und von denen er sich erhofft, dass sich schon allein durch Namedropping Prominenz und Wichtigkeit auf ihn übertragen. Auch die Wahl eines exklusiven und teuren Hobbys wie Polo enspricht seinem Wunsch, elitär zu erscheinen und bewundert zu werden. Hinter all dieser scheinbaren Grandiosität, den Erfolgen, dem Reichtum, der Macht und der Schönheit verbirgt sich jedoch ein nicht zu kompensierendes Minderwertigkeitsgefühl. Narzissten sind eigentlich ängstlich, unsicher und verletzlich, tun aber alles nur Erdenkliche, um den äußeren Schein zu wahren.«

Sarah erinnert sich an das Poloturnier: »Der Tod des Pferdes!«, sagt sie nur, dann schweigt sie. Als sie mir davon erzählte, stockte ihre Stimme, sie klang brüchig. Jetzt tauchen die Bilder wieder vor ihr auf, und sie muss noch ein weiteres Mal gedanklich durch diese Stunden und Tage gehen. »Die Kälte in Maximilians Gesicht, ich hatte seinen Blick als Ausdruck des Entsetzens interpretiert, der Hilflosigkeit. Maximilian ist ein Mann, der Hilfe braucht, das hatte ich schon gespürt, aber es war so schwer, gerade in diesen Stunden. Ich konnte irgendwo tief in ihm sein Unglück spüren – und ich sah die Blicke der anderen Spieler und Gäste, die auf ihm ruhten. Es waren keine bewundernden Blicke, sie waren skeptisch. Ich glaube, das machte ihn unglücklich, überforderte ihn. Jetzt sehe ich das mit anderen Augen.«

»Das ganze Event, das Pompöse, der ungeheure Glanz und dann noch die Niederlage«, ergänze ich. Wir machen eine Pause. Sarah soll sich erinnern, ihre Gefühle zulassen. »Bleiben wir beim Poloturnier«, nehme ich den Faden schließlich wieder auf. »Vieles kann man hier sehen. Tod, Niederlage, der Umgang damit und mit anderen Menschen. Maximilian versuchte, seinem Groom und dem Pferd die Schuld an der Niederlage zu geben, denn den zweiten Platz konnte er nur schwer verkraften, auch wenn er versuchte, sich nichts anmerken zu lassen. Narzissten sind extrem empfindlich bezüglich Kritik an ihrer Person oder ihrer Leistung. Sie dürfen keine Schwäche zeigen. Und dann teilen sie aus, machen andere nieder oder stellen sie bloß, nur damit sie selbst wieder gut dastehen. Eigentlich sind sie Mimosen, die Kränkungen nicht überwinden oder verzeihen können. Ein typisches Verhalten könnte sich zum Beispiel darin zeigen, den Groom vor versammelter Mannschaft runterzumachen und ihn dann fristlos zu entlassen. Narzissten umgeben sich nicht mit Versagern und können, wie gesagt, auch nicht verzeihen. Sie brauchen immer ihren Triumph und sinnen ansonsten auf Rache.

Maximilian zeigte sich gefühlskalt, nachdem Bahira gestorben war. Kein Mensch mit einem intakten Gefühlsleben wäre so herzlos mit dieser Situation umgegangen. Der Mangel an Sorge und Mitgefühl ist ein weiteres Zeichen für eine ausgeprägte narzisstische Persönlichkeitsstörung. Die Betroffenen sind einfach unempathisch, manchmal täuschen sie Empathie vor, die aber meistens nicht echt wirkt. Möglich, dass er den Tod des Pferdes als eine Art Wiedergutmachung empfunden hat – für seinen Misserfolg, für seine Schmach.«

Sarah ist eine intelligente Frau, ihr fehlt nur nach diesen Monaten die Distanz zu dem, was geschehen ist. Ihr fehlt der Blick von außen. Maximilian hat sie komplett vereinnahmt. »Ich verstehe es nicht. Es gibt doch viele erfolgreiche, gut aussehende Menschen mit teuren Hobbys, die sich exklusiv kleiden und großen Wert auf Äußerlichkeiten legen. Sind das denn alles Narzissten?«

»Nein, ich möchte nicht, dass hier ein falscher Eindruck entsteht«, erwidere ich. »Von einer narzisstischen Persönlichkeitsstörung kann erst die Rede sein, wenn zu diesen Eigenschaften noch viele andere dazukommen. Eine wichtige Rolle spielt der Mangel an Emotionalität und Empathie. Die Art und Weise, wie Sie Ihr Miteinander mit Maximilian beschrieben haben, und vor allem seine Art, Sexualität zu leben, zeigen deutlich, dass er wirkliche Nähe und eine emotionale Bindung nicht aufbauen konnte. Ihr Wunsch nach Berührung und Zärtlichkeit wurde kaum erwidert. Es ging immer nur um die reine Triebbefriedigung, bei der es den Anschein hatte, dass er sich mehr um sich selbst als um Sie kümmerte. Diese Art Pornosex, wie Sie ihn mir beschrieben haben, hat nichts mit einer sinnlichen gefühlvollen Begegnung zweier Menschen zu tun, die sich aufeinander einlassen und sich spüren wollen. Natürlich gibt es hier kein Richtig oder Falsch, wenn sich beide Partner einig sind. Jedem ist selbst überlassen, welchen sexuellen Spielarten er sich hingibt, was er bevorzugt oder ablehnt. Doch so, wie Sie es schilderten, hat Sie der Verkehr mit Maximilian zwar kurzfristig befriedigt, Ihnen aber nicht das Gefühl von Nähe und Vertrauen gegeben. Maximilian scheint diese Bedürfnisse nicht zu haben. Selbst in intimen Begegnungen steht für ihn Leistung, Bewunderung und Anerkennung im Vordergrund. Seine sexuelle Befriedigung scheint völlig losgelöst von seinem Gegenüber zu existieren, was durch die Tatsache deutlich wird, dass er sich im Moment des Orgasmus aus Ihnen zurückzog und sich abwandte. Für Narzissten ist Sex kein intimer Dialog zwischen sich liebenden Menschen, sondern ein weiterer Bereich, der ihrer Bestätigung dient.

Narzissten spulen oft ein Programm aus Techniken oder Stellungswechseln ab, so wie man es aus Pornos kennt. Dieses Programm ersetzt dann echte Gefühle; Empathie für die Partnerin fehlt, und Zärtlichkeit wird nur selten zugelassen, weil sie ja das Herz berühren könnte. Hier wird die Ambivalenz wieder ganz deutlich: einerseits der große Wunsch nach Liebe, andererseits die Angst davor, wieder verletzt und verlassen zu werden, so wie es die Betroffenen aus der Kindheit kennen. Der Körper der Partnerin wird meist nur zur Stimulation benutzt, eigentlich würden auch Filme, Bilder oder einfach nur die Fantasie reichen. Narzissten haben Sex mit sich selbst, wie beim Masturbieren. Sie sind autoerotisch, und nichts turnt sie mehr an als sie selbst. Der narzisstische Sex bleibt ausschließlich Sex und bezieht sich immer nur auf die Befriedigung des eigenen Triebs. Im Grunde kann dieser aber nie wirklich befriedigt werden, und so sind Narzissten immer auf der Suche nach neuen Stimulationen, gierig und maßlos, fast süchtig nach neuen Frauen, neuen Eroberungen. Treu zu sein, ist schwierig, wenn ein Mensch in seiner frühkindlichen Entwicklung übermäßigen Traumatisierungen ausgesetzt war und seine Bedürfnisse nach Nähe, Bindung und Sicherheit nicht erfüllt wurden. Er kennt keine natürlichen Hemmungen, und die Impulskontrolle ist oft herabgesetzt. Ein Narzisst lässt sich unbedacht auf mehrere Beziehungen gleichzeitig ein, kann die möglichen Konsequenzen, die sich daraus ergeben können, nicht richtig einschätzen oder nimmt sie in Kauf. Die eigenen Triebe zu unterdrücken oder gar zu verzichten, ist ihm fremd. Er vermag zwar eine stabile Ehe zu führen, diese stellt aber nicht selten eine soziale Fassade dar, hinter der er seine Beziehungsunfähigkeit und damit die Unfähigkeit, wirklich zu lieben, verbirgt. Die fast schon sehnsüchtige Gier nach emotionaler und sexueller Nähe führt dann schnell zu häufig wechselnden Partnern. Durch die bekannte Selbstwertproblematik entsteht hier wieder ein widersprüchliches Verhalten: Einerseits besteht der Wunsch nach Sicherheit und Geborgenheit in einer festen Beziehung, andererseits der ständige Reiz von und der Wunsch nach Affären und Seitensprüngen. Mit ihrer notorischen Untreue versuchen Narzissten sich auch ihre Männlichkeit zu beweisen und damit den Mangel an echtem Selbstwertgefühl zu kompensieren.

Typisch ist, dass die Frauen, mit denen sie Liebschaften eingehen, selten aus ihrem näheren Umfeld stammen, sondern meist in anderen Städten oder Ortschaften wohnen. So haben sie auf ihren vielen Reisen immer einen »Ansprechpartner« und laufen zugleich weniger Gefahr, entdeckt zu werden. Dass Maximilian beim Poloturnier in Paris von einer eher nicht in diese Gesellschaft passenden Frau angesprochen wurde und mit dem Zimmermädchen flirtete, passt hier genau ins Schema. Die Frau an seiner Seite, mit der sich ein Narzisst in der Öffentlichkeit zeigt, entspricht in puncto Aussehen, Kleidung und Stil genau dem, was sich die Gesellschaft für die Partnerin dieses erfolgreichen und gut aussehenden Mannes vorstellt. Natürlich sollte sie auch erfolgreich, gebildet und eloquent sein. Von daher passten Sie, Sarah, perfekt an seine Seite. Er konnte wieder glänzen. Anfangs scheute er hierfür auch keine Mühen. Er umwarb Sie nach allen Regeln der Kunst. Er führte Sie in noble Restaurants aus, immer der beste Tisch, erlesenes Essen, teure Weine. Doch dann, wenn er bekommen hatte, was er wollte, wurde es ihm langweilig. Seine Aufmerksamkeit war nur ein Mittel, um Sie zu umgarnen. Schnapp, die Falle ist zugeschlagen, Sie waren von seinem Charme, der Intelligenz, der Aufmerksamkeit, den großen Gesten wie verzaubert. Erinnern Sie sich bitte an den Strauß weißer Tulpen, die er Ihnen ins Restaurant mitbrachte. Natürlich konnte er nicht wissen, dass das Ihre Lieblingsblumen sind, aber als aufmerksamer Beobachter war ihm die Tischdekoration bei Ihrer Firmenfeier im Restaurant nicht entgangen. Und Volltreffer, er konnte Ihnen schmeicheln und Sie fielen darauf rein.

Im Inneren eines Narzissten gibt es aber noch eine ganz andere Seite. Er sucht sich Frauen, die ihm von ihrem gesellschaftlichen Stand her komplett unterlegen sind. Ein Zimmermädchen zum Beispiel bewundert ihn vermutlich, schaut zu ihm auf, und gleichzeitig wird sie nicht zur Gefahr – ihr ist klar, dass so ein Mann unerreichbar für sie ist. Sie begnügt sich vermutlich mit einer flüchtigen sexuellen Begegnung, er triumphiert aufgrund der kurzfristigen Eroberung und zieht dann weiter. Prostituierte haben auch eine große Anziehungskraft auf Narzissten. Von vornherein ist klar, dass es hier um ein Geschäft geht. Er bezahlt und bekommt dafür Sex, ohne viel Zeit mit Liebesbekundungen, Zärtlichkeiten oder einem Vorspiel zu verlieren. Keine Emotionen, keine versteckten Forderungen oder Bedingungen. Seine dunkle Seite, viele sexuelle Vorlieben wie Sadomasochismus, Fetischismus und andere können hier bedenkenlos ausgelebt werden. Sie geben dem schnell gelangweilten Narzissten den Kick, nach dem er ständig auf der Suche ist, verstärken später aber gleichzeitig seine Abscheu vor sich selbst und seine innere Leere. Danach folgen oft depressive Phasen, in denen er sich zurückzieht und nicht selten einer Sucht, oft dem Alkohol, unterliegt.«

Kapitel 2
Ich wollte ihm vertrauen

Im Lauf unseres Gesprächs interessiert Sarah vor allem, wie es einer Frau ihres Alters, mit ihrer Lebenserfahrung und Menschenkenntnis passieren konnte, auf diese narzisstische Inszenierung hereinzufallen. »Ich hatte doch immer wieder das Gefühl, belogen zu werden.«

»Aber Sie haben es nicht ausgesprochen. Sie haben Ihren Gefühlen nicht vertraut.«

Sarah sitzt wieder still da. Im Zimmer herrscht Schweigen. Ein Sturm ist über ihre Seele gefegt. Die Lügen und der Betrug bilden das Herzstück ihres Leidens. Sie hat Maximilian sogar vor anderen verteidigt, Zweifel weggewischt, Menschen, die es mit ihr gut meinen, ignoriert. Sie hat alles ignoriert, auch ihr eigenes Bauchgefühl.

»Sie wollten ihm vertrauen«, nehme ich das Gespräch so behutsam wie möglich, aber auch so deutlich wie nötig, wieder auf. »Sie wollten ihm glauben und können sich auch jetzt noch nicht vorstellen, dass jemand sein ganzes Leben auf Lügen aufbaut. Sie wissen tief im Innern auch sicher ganz genau, dass Maximilian Ihnen schon bei Ihrer ersten Begegnung eine saftige Lügengeschichte aufgetischt hat. Er hat ihnen erzählt, dass er drei Kinder hätte, um die er sich schon während der Ehe aufopferungsvoll gekümmert hätte. Wie kann ein Mensch so etwas erfinden, zumal so eine offensichtliche Lüge doch bestimmt irgendwann auffliegen wird? Um ihre Ziele zu erreichen, machen sich Narzissten ihre Welt, wie sie ihnen gefällt. Maximilian wollte Ihnen gefallen, wollte Ihre Zuwendung und Anerkennung. Da kam ihm die Geschichte mit seinen Kindern gerade gut zupass, da auch Sie eine Tochter haben und er bei Ihnen damit Sympathie gewinnen konnte. Außerdem waren die angeblichen Kinder die ganze Zeit über eine praktische Entschuldigung, wenn er anderweitig beschäftigt war. Er schob oft seine Kinder vor, um die er sich angeblich kümmerte, für die er kochen wollte oder für die er Geschenke besorgen musste, und Sie waren dann immer beruhigt und hatten natürlich Verständnis für seine Vaterpflichten.

Narzissten sind skrupellos, sie lügen oft schon bei Kleinigkeiten, und man fragt sich, warum das nötig gewesen ist. Es ist einfach unvorstellbar. Auch wenn man sie auf frischer Tat ertappt, entschuldigen sie sich nicht. Entweder drehen sie einem das Wort im Mund um, streiten alles ab oder erfinden weitere Lügen. Wenn er die Unwahrheit sagt, lügt er nicht im eigentlichen Sinn, denn er glaubt das, was er gerade sagt und was ihm gerade nützt. Und wenn die Sachlage am nächsten Tag anders aussieht, dann wird er etwas anderes behaupten und auch das wieder glauben. Narzissten geben ihrem Gegenüber so offensiv die Schuld oder verunsichern ihn, dass man zum Schluss selbst nicht mehr weiß, was wahr ist. Oder sie gehen einfach, lassen einen mitten im Gespräch stehen, ziehen sich so aus der Affäre und tun dann später so, als sei nichts gewesen. Sie sind dann oft stolz, wie geschickt und rücksichtslos sie ihre Mitmenschen und die Umwelt manipulieren, was ihrem Selbstwertgefühl kurzfristig wieder einen Kick versetzt.«

Sarah ist anzusehen, wie sehr sie das alles trifft. Für einen Moment schweigen wir. Das Lügenkonstrukt des Maximilian

Hardenberg, die Organisation seines Liebeslebens, die unterschiedlichen Geschichten, die er zu verschiedenen Zeiten verschiedenen Menschen auftischen muss, um seine perfiden, meist sexuellen Ziele zu erreichen, es hat nüchtern und objektiv betrachtet etwas geradezu Geniales.

»Er schrieb mir SMS, Nachrichten, die mir das Gefühl gaben, an seinem Leben teilzunehmen, auch wenn ich nicht an seiner Seite war. Dann der Kontaktabbruch, das Schweigen – über Stunden und Tage. Seine Entschuldigung lautete stets, er würde sich um seine Kinder kümmern oder um die Arbeit. Ich verliere den Verstand, wenn ich mir vorstelle, was er in Wahrheit tat.« Sarah begann zu weinen. Hemmungslos. »Was steckt dahinter?«, schluchzte sie.

»Die Erklärung ist folgende: In der Eroberungsphase tun Narzissten alles nur erdenklich Mögliche für ihre Partner. Sie sind aufmerksam, charmant, kümmern sich, scheinen sich für alles zu interessieren, was den anderen betrifft. Sie teilen sich mit, geben einem das Gefühl, dass man der wichtigste Mensch auf Erden ist. Sie sind freundlich, aber nur, um zu bekommen, was sie wollen. So ist es auch bei Maximilian gewesen. Sobald ein Narzisst sein Opfer an der Angel hat, verpufft das anfängliche Feuerwerk genauso schnell, wie es angezündet wurde. Er zeigt sich interesselos, redet nur noch über sich, seine Erfolge, seine glorreichen Taten. Einerseits geht er wirklich davon aus, dass er im Mittelpunkt des allgemeinen Interesses steht und sich alles um ihn drehen muss. Andererseits kann die leiseste Kritik an seiner Person dazu führen, dass er den Kontakt vorübergehend abbricht, sich schmollend zurückzieht und überhaupt kein Interesse mehr hat. Eine Beziehung und eine echte Auseinandersetzung mit einem Gegenüber sind ihm nicht möglich, da zu anstrengend. Er zieht einfach weiter. Alles bleibt an der Oberfläche, jeder zwischenmenschliche Kontakt, jede Begegnung. Nähe darf und kann nicht zugelassen werden, da damit immer die Gefahr verbunden wäre, der eigenen verletzten Kinderseele zu nahe zu kommmen, was unter allen Umständen vermieden werden muss. Die Angst, verlassen zu werden, ist so groß, dass er sich lieber selbst zurückzieht oder mehrgleisig fährt, um immer noch auf andere Frauen zurückgreifen zu können. So baut er sich Stück für Stück eine Scheinwelt auf, die für ihn zur Realität wird.«

»Und in dieser Scheinwelt spielt die Partnerin, wenn ich die überhaupt jemals für ihn war, nur eine Nebenrolle. Tagelanges Schweigen, dann plötzlich wieder ein intensiver Kontakt, all das ist normal? Er muss doch wissen, dass sein Verhalten ungewöhnlich ist, er ist doch auf seine Wirkung bedacht. Warum lässt er mich nicht los, nachdem er den Kontakt abgebrochen hat?«

»Narzissten können nicht wirklich loslassen, Sarah. Ihr Drang nach Anerkennung, Bewunderung und Macht ist so groß, dass sie immer wieder testen, ob sie eine Frau nicht doch wieder einfangen können, auch wenn sie sie vorher verletzt haben. Sie sind subtil grausam, ignorieren ihre Partnerin und zeigen sich gleichgültig, bis sie einen Schwachpunkt entdecken und ihn sich sofort zunutze machen. Und wie Sie sehen, ist es Maximilian immer wieder gelungen, dass Sie sich erneut auf ihn eingelassen haben. Er wirkte dann wieder so charmant wie am Anfang, in der Eroberungsphase, sodass er fast unwiderstehlich war. In Wirklichkeit geht es Narzissten aber nur um Aufmerksamkeit für ihre Person. Ihr Gefühlsleben ist so gestört, dass sie immer einen anderen Menschen brauchen, um sich halbwegs ganz zu fühlen. Ihr schwaches Inneres verlangt nach Zuwendung und Rücksichtnahme, nach noch mehr Liebe, Aufmerksamkeit und Erfolg. Oft schweigen sie Streitigkeiten oder Differenzen einfach tot und gehen zur Tagesordnung über. Meistens jedoch erfinden sie so überzeugende Lügengeschichten, manipulieren so perfekt, dass frau gar nicht anders kann, als sich zurückzunehmen. Später werde ich Ihnen erklären, welcher Typ von Frau sich bevorzugt auf so etwas einlässt und das mit sich machen lässt. Auch hier liegt eine ganz bestimmte Persönlichkeitsstruktur vor, auch hier werden ganz bestimmte Kindheitsmuster bedient.

Zum endgültigen Bruch kommt es nur, wenn sich ein Narzisst zum Beispiel kritisiert fühlt und Angst hat, endgültig verlassen zu werden. Dann kann er seine Unsicherheit und Kränkung nicht mehr verbergen. Er hat das Gefühl der existenziellen Vernichtung seiner gesamten Persönlichkeit. Er fällt auseinander. Als Reaktion darauf kann er gnadenlos werden und über Leichen geht. Er duldet niemanden, der ihm im Weg steht. In einer solchen Situation überwiegen Wut, Hass und Rachewünsche, und es kann zu aggressiven Ausbrüchen und Kontrollverlust kommen. Die Konsequenzen für sein Gegenüber sind ihm völlig egal. Er ist nicht in der Lage, sich in einen anderen Menschen hineinzuversetzen.«

Sarah atmet tief durch: »Jetzt wird mir auch klar, warum Maximilian immer eine Spezialbehandlung wollte. Nein, nicht nur *wollte,* es war immer völlig selbstverständlich, dass er bevorzugt behandelt wurde, egal, wo wir hinkamen. Schon bei unserem ersten Abendessen im Restaurant begrüßte man ihn mit Namen, und wir bekamen den schönsten Tisch. Das scheint er also zu brauchen, damit er besonders und mächtig erscheint?«

»Ja, er erwartet unausgesprochen eine bevorzugte Behandlung, er ist der VIP. Und wenn seine Umwelt ihn nicht entsprechend behandelt, reagiert er trotzig, wütend oder überheblich.«

»Ja, ich erinnere mich gut, wie er den Kellner arrogant und abwertend anherrschte, als er es wagte, die Vase mit den Blumen zwischen uns zu platzieren. Das war mir ehrlich gesagt etwas peinlich. Der Kellner war wirklich sehr nett und aufmerksam. Es war ihm so unangenehm, dass er einen vermeintlichen Fehler gemacht hatte, er entschuldigte sich fast unterwürfig.«

»Genau dieses Verhalten erwartet ein Narzisst. Dann fühlt er sich wieder als etwas Besseres.« Sarah konzentriert sich, schweigt kurz, Bilder aus der gesamten Beziehung, all die Kleinigkeiten, die auf den ersten Blick unbedeutenden Dinge, steigen in ihr auf.

»Und dieses ewige Gehabe mit Austern, Hummer und Champagner«, sagt sie leise, wie zu sich selbst. »Ich finde es ja auch mal ganz schön, so luxuriös und teuer zu essen und zu trinken, aber ich kann auch mit einfachen Dingen glücklich sein. Bei Maximilian habe ich erlebt, dass er nur zufrieden war, wenn es der Jahrgangschampagner, der fast vergriffene Wein oder die teuer importierten Austern waren. Selbst den Preis seiner neuen Sommerreifen musste er mir unter die Nase reiben.«

»Das alles lässt ihn besonders wichtig erscheinen, er sonnt sich darin, sich Dinge leisten zu können, die für die meisten Menschen unerreichbar sind«, erkläre ich.

»In seiner Wohnung habe ich mich nie richtig wohl gefühlt. Eigentlich war das mehr ein Palazzo prozzo als ein Zuhause. Alles war so steril, so perfektionistisch ordentlich und sauber. Wie er jedes einzelne Besteckteil in die extra dafür vorgesehene Mulde sortierte und vorher noch polierte, hatte schon

etwas Absurdes. Nur Designermöbel, nur teure Einrichtungsgegenstände. Aber wirklich lebendig war es dort nie. Ich hatte
schon Hemmungen, meine Füße aufs Sofa zu legen, ich hätte
ja etwas schmutzig machen können. Ich habe mich immer ge-
wundert, dass nichts in seiner Wohnung auf die Existenz seiner Kinder hindeutet, ich hatte so ein komisches Gefühl, dass
da was nicht stimmt, aber irgendwie wollte ich das alles nicht
sehen und auch nicht zu Ende denken. Und jetzt muss ich davon ausgehen, dass alles eine einzige Lüge war.« Wieder sinkt
Sarah in sich zusammen.

Ich mache eine Pause, bestärke sie dann aber in ihren richtigen Gedanken. »Immer wieder Lügen und der perfekte Schein.
Die äußere Ordnung gibt ihm ein Gefühl von Sicherheit. Alles hat seinen Platz, nichts ist dem Zufall überlassen. Das hört
sich schon sehr zwanghaft an. Und dass er die einmal benutzte
Bettwäsche immer gleich abzog und die Handtücher sofort in
die Wäsche brachte, hatte natürlich den Vorteil, dass die anderen Frauen, die ihn ganz offensichtlich besuchten, keinen Verdacht schöpften und keinen Anhaltspunkt dafür hatten, dass es
Sie gab. Denken Sie bitte daran, dass er auch Ihre Zahnbürste
und Ihre Kosmetikartikel immer sofort wegräumte. So verhält
sich niemand, der froh und glücklich ist, dass jemand in sein
Leben tritt und Spuren hinterlässt. Spuren hinterlässt nur der
Narzisst selber. Schon beim ersten Besuch in Ihrer Wohnung
hat Maximilian wie ganz nebenbei sein Revier markiert und
zwei Bilder von sich selbst aufgestellt, auf denen er – natürlich – in perfekter Pose zu sehen war. Und Sie fühlten sich von
diesem Mitbringsel geschmeichelt und dachten, er wollte Ihnen
ein persönliches Geschenk machen. Das war leider falsch interpretiert. Maximilian wollte sich zur Schau stellen und deutlich

machen, dass er der einzige Mann ist, der in Ihrer Wohnung etwas zu suchen hat. Haben Sie sich nie gefragt, warum er kein Foto von Ihnen haben wollte, irgendetwas, was an Sie erinnert, wenn er alleine in Berlin ist?«

Sarah schaut betreten nach unten, greift erneut zu den Kleenex-Tüchern und wischt sich die Tränen ab, aber sie antwortet mir nicht.

»Und seine persönliche ›Wall of Fame‹, die Bilder von sich selber, die er in seiner Wohnung aufgehängt hatte – ein weiteres Zeichen für seine mutmaßliche Grandiosität. Auch der Spiegel in seinem Schlafzimmer zeigt, wie selbstverliebt er ist und wie gerne er sich ansieht und bewundert. So etwas hat ein Mensch mit gesundem Selbstwert nicht nötig. Dieselbe Sprache spricht seine Pokalsammlung, zwar etwas im Abseits platziert, aber doch so auffällig, dass jeder Besucher mit der Nase darauf gestoßen wird. Mir kommt es so vor, als müsse er sich ständig selbst daran erinnern, wie erfolgreich und großartig er ist. Stellen Sie sich bitte vor, wie schrecklich es sein muss, wenn man glaubt, nur für seine Erfolge geliebt zu werden. Wie oberflächlich und ernüchternd muss so ein Leben sein? Immer das perfekte Bild abgeben zu müssen, nie zu fühlen, dass man um seiner selbst willen geliebt wird. Das Ganze hat etwas Trauriges. Ich kann Ihr Mitgefühl für ihn verstehen, Sarah, all die kompensierte Unsicherheit, die spürbar für Sie wurde.«

»Wie verletzt muss Maximilian in seinem Inneren sein? Wie schrecklich muss er sich fühlen?«

»Sie haben natürlich recht, aber bitte, Sie vergessen schon wieder, was er Ihnen angetan hat. Er hat Sie verletzt, er war rücksichtslos und hat Ihnen geschadet, er interessiert sich ausschließlich für sich selbst, nicht für Ihre Bedürfnisse und Wünsche. Er will nicht *Ihr* Leben schöner machen, Sie sollen *seins* bereichern und verbessern. Ja, man kann Mitgefühl haben, wenn man sich der Tragweite seines Traumas bewusst wird. Aber bitte denken Sie jetzt einmal an sich. Narzissten erhöhen sich selbst, sie glauben gottähnlich zu sein. Und dabei hinterlassen sie Seelenleichen. Dieser Begriff scheint zwar etwas hart, trifft aber genau den Punkt. Menschen, die von Narzissten ausgenutzt und zerstört wurden, sind nicht wirklich tot, aber ihre Seele fühlt sich oft nicht mehr lebendig an und ihr Körper ist so überanstrengt, erschöpft und ausgelaugt, dass sie oft krank werden. Solche Menschen neigen dazu, zu vergeben und zu vergessen, und genau darauf baut der Narzisst. Er kocht sie weich und lässt sie verletzt und sprachlos zurück. Dann triumphiert er, ist glücklich und fühlt sich überlegen. Sie haben noch Glück gehabt, dass Katrin erkannt hat, was vor sich geht und Sie noch rechtzeitig nach Hilfe suchen konnten. Viele Frauen bleiben oft jahrelang in solchen zerstörerischen Beziehungen hängen, werden depressiv, sind selbstmordgefährdet, lassen sich emotional und physisch ausbeuten und können nicht einmal erklären, warum.«

Die Lügen scheinen Sarah weiter zu beschäftigen. Ich muss ihr Raum geben, Erinnerungen wieder hervorzuholen und noch einmal zu diskutieren. »Ich hatte oft so ein komisches Gefühl, dass er etwas zu verbergen hat«, sagt Sarah, jetzt aufrecht vor mir sitzend, während sie für die Absonderlichkeiten der letzten Monate Erklärungen zu finden versucht. »Sein Handy, es lag immer verdeckt auf dem Tisch.«

»Er tat alles dafür, Geheimisse zu wahren«, sage ich. »Genau so, wie er Sie behandelt und getäuscht hat, ist er mit den anderen Frauen umgegangen. Er hat in Ihrer Gegenwart ständig

SMS geschrieben – so konnte er den Kontakt zu den anderen aufrechthalten. Vermutlich haben sich noch einige andere Frauen, genau wie Sie, einzig an seiner Seite gefühlt. Weit gefehlt. Ein Narzisst fährt immer mehrgleisig, aus Angst vor Einsamkeit und Leere. Zudem gibt ihm diese Heimlichtuerei auch einen Kick, einen Adrenalinstoß, den er braucht, um sich zu spüren, um überhaupt noch irgendetwas zu fühlen. Narzissten sind Grenzgänger, die das Schicksal herausfordern, aber nur, damit sie sich wieder auf die Schulter klopfen können, wenn alles gutgegangen ist. Sie sind Grenzgänger, die das Risiko suchen und sich bewusst in Gefahr begeben, nur um sich von ihrer eigenen Grandiosität zu überzeugen. In anderen Fällen habe ich es erlebt, dass sich dieses typische Verhalten in der Wahl eines besonders gefährlichen Hobbys äußert, wie zum Beispiel Fallschirmspringen, Segelfliegen, Rennfahren, Tauchen oder Bergsteigen. Alles Tätigkeiten, die für kurze Zeit zu mehr Adrenalin führen. Was der Narzisst braucht, um sich als brillanter Held zu fühlen, der Anerkennung und Bewunderung bekommt. Er ist getrieben von dem Wunsch nach großen Leistungen, nach Einzigartigkeit. Am besten ist es, wenn viele dabei zuschauen, während er auf dem Siegertreppchen steht. Allein im Glanz, allein mit dem Applaus, *seinem* Applaus. Wehe, man kommt ihm in diesem Moment zu nahe.«

»Keine Nähe«, sagt Sarah. »Kein Interesse an meiner Person. Maximilian weiß eigentlich so wenig über mich wie ich über ihn. Er hat mich nie wirklich nach persönlichen Dingen gefragt. Er wollte nie wissen, was in mir vorgeht.«

»Nur in dem Moment, als er es für seine Zwecke einsetzen konnte – wie am ersten Abend«, vervollständige ich den Gedankengang.

»Maximilian hat nur selten meine Hand genommen oder mich umarmt. So oft ich ihm auch Zeichen gegeben habe, er hat nicht darauf reagiert.«

»Das liegt an seiner Unfähigkeit, die Bedürfnisse und Gefühle anderer zu erkennen. Maximilian denkt immer nur an sich, zieht Nutzen aus anderen, um die eigenen Ziele zu erreichen. Er hatte Sie an seiner Seite, was ihm einmal mehr Bewunderung einbrachte, aber wirkliche Nähe war nicht möglich. Zu nah darf niemand einem Narzissten kommen, man könnte ja entdecken, wie kaltherzig er wirklich ist. Dann würde seine Maske fallen und sein wahres Ich auffliegen.

Zu Anfang, in der Kennenlernphase, täuschen Narzissten Interesse vor. Sie stellen viele Fragen, beobachten die Reaktion und ermitteln so die Bedürfnisse ihres Gegenübers. Bedenken Sie, dass Narzissten oft sehr intelligent sind und taktisch äußerst klug vorgehen. Ihre einzige Intention ist jedoch zu eruieren, ob sie ein potentielles Opfer vor sich haben. Alle Informationen, die später zur Manipulation dienen können, werden präzise gespeichert. Dann beginnt die Verführung. Ein Narzisst macht oft Komplimente über das Aussehen, wenn er bei seiner Partnerin in dieser Hinsicht auch nur die kleinste Unsicherheit spürt. Wenn er merkt, dass Sie sich auf bestimmten Gebieten für unwissend oder ungebildet halten, wird er Ihnen Komplimente bezüglich Ihrer Intelligenz oder Ihres Wissens auf anderen Gebieten machen. Wenn Sie sich für weniger erfolgreich und mächtig halten als er, wird er Ihnen Tipps geben, wie Sie beruflich besser dastehen könnten. Zeigen Sie nur die leiseste Spur von Angst, hat er sofort eine Lösung parat, damit Sie sich mit ihm in Sicherheit wiegen. Er stellt sich als Beschützer dar, und so zieht er Sie in seinen Bann, macht Sie Stück für Stück abhängig.

Ein Narzisst lässt andere glauben, dass sie zu ihm durchdringen, doch dann, wenn sie ihm vertrauen, erfolgt die Entwertung dieser Personen, wodurch er sich noch einmaliger fühlt. Er wird zynisch, lieblos und abwertend. Er macht Witze über andere und entpuppt sich als Tyrann, der Menschen wie Sklaven behandelt. Zu echter Liebe und Zuneigung ist er nicht fähig. Seine vermeintliche Selbstliebe ist in Wirklichkeit eine Selbstsucht. Eine Sucht nach der eigenen Person, danach, was er redet, wie er aussieht, was er tut. Eine Sucht nach Resonanz, nach Lob, nach der Bestätigung, wie toll er ist. Und wie bei einer Droge braucht er auch hiervon immer mehr, er kann nicht aufhören, sonst landet er im Entzug, wird unruhig, leidet unter Schlaflosigkeit, fühlt sich unwohl bis hin zur Depression. Wie schon im Mythos von Narziss beschrieben, endet das Ganze im Absturz. Narziss ertrinkt, weil er sich in sein eigenes Spiegelbild verliebt, das er im Wasser sieht.«

»Sucht ist ein Thema in Maximilians Leben. Das stimmt. Sein ständiges Champagnertrinken, schon zum Frühstück oder Mittagessen, hat mich oft stutzig gemacht. Ich glaube, er trinkt so viel, ohne richtig betrunken zu werden. Der Wunsch nach Betäubung funktioniert bei ihm nicht mehr. Sind Narzissten oft Alkoholiker?«

»Untypisch wäre das auf jeden Fall nicht. Von anderen Patienten habe ich schon oft gehört, dass ihre narzisstischen Partner ein ausgeprägtes Suchtverhalten an den Tag legen. Ein erfolgreicher Geschäftsmann beispielsweise ging regelmäßig heimlich ins Spielcasino und verspielte oft zigtausend Euro. Seine Frau kam ihm erst auf die Schliche, als sie ihm eines Abends hinterherfuhr und ihn auf frischer Tat ertappte. Er fühlte sich so bloßgestellt und dadurch erniedrigt, dass es auf dem Parkplatz vor dem Casino zu einem handfesten Streit zwischen den beiden kam und er seine Frau in aller Öffentlichkeit ins Gesicht schlug. Glücklicherweise griffen Passanten ein und riefen die Polizei. Das Paar lebt mittlerweile getrennt, sie hat sich jedoch aus Angst vor weiterer Gewalt nicht getraut, ihn anzuzeigen.

Bei Maximilian gibt es diverse Hinweise, dass auch er eine ausgeprägte Suchttendenz hat. Die ständig wechselnden Partnerinnen und sein ausschweifendes Sexualleben, sein Hang zur Pornografie und der Wunsch nach ausgefallenen Sexspielen könnten auf eine bestehende Sexsucht hindeuten. Sein übertriebenes Verlangen nach Ordnung und Sauberkeit ist so zwanghaft, dass auch hier eine Sucht vorliegen könnte. Und die Sucht nach Geld, Macht, Kontrolle und Anerkennung ist ganz offensichtlich.

Es gibt unterschiedliche Möglichkeiten, wie sich die Alkoholsucht eines Narzissten entwickeln kann. Sie tun möglichst alles, um ihre Ziele zu erreichen, und geben dabei ungern die Kontrolle oder Verantwortung ab, denn sie glauben ja, es selbst am besten zu können. So kann es passieren, dass sie über ihren Erfolg zur Sucht kommen. Sie feiern regelmäßig nach erfolgreichen Abschlüssen oder Siegen bei Sportveranstaltungen und stimulieren mit Alkohol ihr Belohnungssystem. Oder sie sind durch ihre Selbstinszenierung und den ewigen Versuch, den Schein aufrechtzuerhalten, so angespannt und überdreht, dass sie nur mit Alkohol runterkommen, abschalten oder den Stress reduzieren können.

Wie bei allen Süchtigen ist es meistens ein schleichender Prozess, in dessen Verlauf sich die Trinkmengen nur langsam erhöhen. Darauf angesprochen, leugnen sie vehement, dass sie ein Alkoholproblem haben, denn niemals würde ein Narzisst zugeben, dass er Probleme, geschweige denn etwas nicht im Griff oder die Kontrolle verloren hat. Wenn seine Leistungsfähigkeit zum Beispiel aufgrund seines Alters oder körperlicher Gebrechen nachzulassen droht und sich die ersten Misserfolge einstellen, versucht er, das mit noch größerer Anstrengung zu kompensieren. Gelingt das nicht, scheint Alkohol zur Betäubung eine Lösung zu sein. So kann er die negativen Gedanken wenigstens für kurze Zeit verdrängen und abschalten. Hier liegt natürlich eine massive Selbsttäuschung vor, die unweigerlich in die Alkoholabhängigkeit führt.

Narzissten sind oft von Gefühlen der Einsamkeit, Leere und von Selbstzweifeln geplagt, sie vergleichen sich ständig und gehen übermäßig schnell in Konkurrenz mit anderen. Als Ausweg aus dieser permanenten inneren Unzufriedenheit bleibt häufig nur die Flucht in den Alkohol, zu sedierenden Medikamenten wie Schlafmitteln oder zu anderen Drogen.«

Kapitel 3
Ich, icher, am ichsten

Als Sarah das nächste Mal zu mir kommt, bringt sie ihr Tablet mit. Wir sehen uns die Facebook-Seite von Maximilian an: Fotos in erhabenen Posen, mit Pferden, in Polotrikots, mit Pokalen, mit Prominenten, mit Popstars, dazu eine ständige Online-Aktivität und unter den über tausendachthundert Freunden sehr viele junge Frauen. »Es ist so schrecklich und erniedrigend zu sehen, was sich da alles auf seiner Facebook-Seite abspielt. Ich hab meinen Augen kaum getraut, als ich die vielen Freunde sah, die ganzen Frauen, mit denen er ›befreundet‹ ist, die ihn anhimmeln, seine Posts ständig kommentieren. Und als ich dann auch noch feststellte, wie oft er etwas von sich selbst postet. Diese ganzen Bilder erinnern mich wieder an seine ›Hall of Fame‹, nur hier, zeigt er sie der gesamten Öffentlichkeit.« Während sie das sagt, scrollt Sarah durch die endlose Liste von Frauengesichtern und -körpern. Piercings und Tattoos, Kussmünder, erotische und verträumte Blicke, alle erstaunlich jung. Sarah hat recht, Maximilians Facebook-Profil ist ein Paradebeispiel für eine narzisstische Onlineinszenierung.

»Nicht jeder, der die ganze Facebook-Welt an seinem Leben teilhaben lässt, hat eine narzisstische Persönlichkeitsstörung«, stelle ich zunächst einmal klar. »Aber allgemein kann man sagen, dass die sozialen Netzwerke eine ideale Plattform bieten, um sich in den Vordergrund zu stellen. Es ist auffällig, dass er sein gesamtes Profil mit der Öffentlichkeit teilt. Die meisten

Menschen haben ein Gefühl für Privatsphäre und geben nur ›Freunden‹ Auskunft über ihre Aktivitäten. Er scheint, was das betrifft, keine Geheimnisse zu haben, oder sein Drang nach ständiger Bestätigung durch Likes und Kommentare zu seinen Posts ist so groß, dass er dabei übersieht, wie viel er von sich und seinem Leben preisgibt. Ganz schön gefährlich für einen Mann in seiner Position und mit seinen Geheimnissen. Hier scheint die Sucht nach Bestätigung und Anerkennung größer zu sein als die Angst davor, entdeckt zu werden, als die Sorge, dass seine ganzen Lügengeschichten auffliegen könnten.«

Sarah sitzt neben mir. »Das ist Bahira«, sagt sie sichtlich bewegt. Auf dem Foto sitzt Maximilian auf dem Pferd, Stolz im Blick. »Ist diese Zurschaustellung auf Facebook jetzt Trauerverarbeitung?«, fragt sie mich.

»Ich denke nicht«, erwidere ich. In diesem Moment ändert Maximilian sein Profilbild. Er schaut jetzt lächelnd aus seinem weißen Geländewagen, eine Sonnenbrille im Haar. »Wie oft ändert er sein Profilbild?«

»Manchmal zweimal am Tag. Mal erscheint er darauf als der seriöse Geschäftsmann, perfekt in Anzug und Krawatte und natürlich mit seinen Nike-Turnschuhen, oder, wie eben gerade, auf einem Polopferd. Dann wieder als Sieger auf Poloturnieren mit einem Pokal in der Hand oder umgeben von schönen Frauen, die sich mit dem Gewinner ablichten lassen wollten.« Während Sarah all die Posen aufzählt, scrollt sie durch die Bilder, immer hoch und runter, so als könne sie ihren eigenen Augen nicht trauen. Manchmal schüttelt sie den Kopf.

»Hoch zu Ross«, sage ich. »Maximilian der Große.« Sie lacht das erste Mal, ein bisschen erstickt. »Und natürlich Maximilian mit dem Champagnerglas in der Hand oder mit einem mit

Austern prall gefüllten Teller vor sich, wie soll es auch anders sein, am Strand bei Sonnenuntergang und Kerzenlicht. Jedes Ereignis eine Heldentat. Immer ich. Ich, icher, am ichsten. Man könnte auch sagen, er ist ein Ichling.«

»Ein Ichling«, wiederholt Sarah. »Ich war mit einem Ichling liiert.« Ihre Stimme klingt bitter.

»Und ist Ihnen aufgefallen, dass er zuallererst seine eigenen Bilder likt, bevor dann zahlreiche seiner Freunde folgen? Und es sind tausendachthundert! In der nicht-virtuellen Welt würde wohl niemand von so vielen Freunden sprechen. Es kann sich daher nur um oberflächliche Beziehungen handeln, so, wie wir es von Narzissten auch in der Realität kennen. Auf Facebook ist das allerdings nicht ungewöhnlich und irgendwie scheinen sich die Menschen damit beliebt, wichtig und vielleicht sogar wie ein Star zu fühlen. Aber ein schöner Spruch enttarnt dieses Phänomen mehr als deutlich: ›Auf Facebook berühmt zu sein, ist dasselbe, wie sich beim Monopoly reich zu fühlen.‹

Auch die vielen positiven Kommentare zu seinen Posts stärken seinen Selbstwert und lassen ihn unwiderstehlich erscheinen. Oft erlebt man, dass negative Kommentare sofort gelöscht werden, das könnte den Narzissten sonst in einem schlechten Bild erscheinen lassen. Nur ängstliche Menschen kommunizieren lieber über Facebook oder SMS als über das Telefon oder von Angesicht zu Angesicht. So lässt sich ihre Unsicherheit, gerade in Konfliktsituationen, besser verbergen. Sie erzählten ja, Sie hätten nur selten mit Maximilian telefoniert, nicht wahr?«

»Ja, nur ganz selten hat er mal zum Telefon gegriffen und mich angerufen. Er hat mir zwar ständig SMS geschickt, aber das konnte er ja auch nebenbei machen, egal, mit wem er gerade zusammen war und was er tat. Und wenn ich ihn telefonisch erreichen wollte, sprang meistens sofort die Mailbox an. Sie haben recht, er wollte nicht mit mir sprechen. Ich dachte immer, er sei einfach nicht so offen und gesprächig wie ich. Oder er sei in irgendeinem wichtigen Meeting und könne nicht telefonieren.«

»Sie sehen, dass hinter all dem ein fein ausgeklügeltes System steckt. Manchmal posten oder verschicken Narzissten sogar Bilder von sich und täuschen damit vor, gerade im Urlaub zu sein oder Ähnliches.«

Sarah erinnert sich: »Ja, das habe ich auch einmal erlebt. Maximilian schickte mir ein Bild von einer Plattenveröffentlichung, auf der er sich angeblich gerade befand. Er stand neben dem Künstler und hatte, wie immer, ein Glas Champagner in der Hand. Das war aber schon zu einem Zeitpunkt, als ich ihm nicht mehr alles glaubte und misstrauisch war. Als ich dann im Internet googelte, stellte sich raus, dass die Feier schon einen Tag zuvor stattgefunden hatte. Er konnte also zum Zeitpunkt der SMS gar nicht da gewesen sein. Ich traute mich allerdings nicht, ihn darauf anzusprechen, er hätte bestimmt wieder eine fadenscheinige Erklärung parat gehabt.« Sarahs Entsetzen, ihre Verzweiflung und ihr Kummer haben sich jetzt mit Wut vermischt.

»Facebook und SMS sind perfekte Medien zur Manipulation und Täuschung, sozusagen ein Eldorado für Narzissten und ihr perfides Spiel. Auch hier kann das Posten und Hochladen schnell zur Sucht werden, denn die Reaktionen der Facebook-Gemeinde sind so unmittelbar, dass der Narzisst sich bei vielen Likes wie in einem Freudentaumel fühlt.«

»Aber von wem kommen diese Bestätigungen? Wer verehrt ihn? All die Frauen, die ein bisschen zu blond, deren Fingernägel unecht, deren Tattoos unübersehbar und deren Brüste zu demonstrativ ›verpackt‹ sind?«

»Von wem der Applaus kommt, spielt keine Rolle in dem Moment der Suchtbefriedigung. Es ist das Bild der übersteigerten Egozentrik. Der Narzisst denkt nur an sich und findet sich wichtig und großartig, einfach unwiderstehlich. Denken Sie an Maximilians Abhängigkeit von Bewunderung, seine grandiosen Fantasien, seine Sucht nach Macht, Schönheit und Reichtum, seine fehlende Empathie und Liebesfähigkeit, seine Rücksichtslosigkeit und sein ausbeuterisches Verhalten.« Ich habe das Gefühl, Sarah hat verstanden.

»Das alles ist Ihnen nun klar geworden. Gleichzeitig spüren Sie sein Misstrauen, seine innere Leere und Langeweile, seine tiefe Unsicherheit und das eigentlich permanente Gefühl von Unterlegenheit. Ich denke, es ist mehr als deutlich, dass Maximilian unter einer narzisstischen Persönlichkeitsstörung leidet. Sie können im Moment aber nichts weiter tun, als sich anzusehen, warum gerade Sie auf so einen Menschen hereingefallen sind und was es letzten Endes mit Ihnen zu tun hat. Ich werde mich jetzt Ihrem Part in dieser Beziehung zuwenden und Ihnen erklären, welche Beziehungsmuster und Programme bei Ihnen vorliegen, damit Sie an sich arbeiten können und nicht erneut auf ihn oder einen anderen Narzissten reinfallen.«

Kapitel 4
Die narzisstische Wunde

»Wo es Narzissten gibt, muss es Co-Abhängige geben. Der Narzisst braucht sie, damit sein Leben funktioniert.«

»Ich bin also ein Opfer!«, resümiert Sarah. Sie sieht heute trotz allem ein bisschen besser aus, die Wangen haben Farbe, sie ist geschminkt, sie kommt gerade aus dem Büro. »Ablenkung«, sagte sie nur knapp, als ich sie darauf ansprach.

»Nach all den Erklärungen, warum Maximilian so handelt, wie er handelt, ist es nun umso wichtiger, Ihnen klarzumachen, welchen Anteil Sie an der Geschichte haben und nach welchen Beziehungsmustern Sie suchen. Sie sind eine attraktive, gebildete und erfolgreiche Frau, die mitten im Leben steht und selbstbewusst und unabhängig scheint. Sie wünschen sich einen Mann an Ihrer Seite, der Ihnen Aufmerksamkeit, Anerkennung, Sicherheit und Liebe schenkt. Das sind ganz normale Bedürfnisse, die jeder von uns hat und nach denen sich auch jeder sehnt. Die Frage ist jedoch, warum sich Ihre Beziehung zu Maximilian so entwickelt hat, wie Sie es mir beschrieben haben, und noch wichtiger ist, an welchem Punkt Sie von Ihrem Weg abgewichen sind und sich verloren haben. Es gibt schon früh in Ihrer Geschichte Momente, in denen deutlich wird, wie sehr Sie Ihren potentiellen Partner idealisieren und welche Träume Sie diesbezüglich haben. Der Wunsch, einem Prinzen auf einem weißen Pferd zu begegnen, erinnert mehr an eine Kleinmädchenfantasie, vermutlich an das Bild, das Ihnen Ihre

Eltern darüber vermittelt haben, wie der ideale Mann für ihre Tochter auszusehen hat. Oft werden kleine Mädchen aufgrund ihres niedlichen Aussehens verwöhnt und wie eine Puppe behandelt, Väter idealisieren ihre Töchter häufig und machen sie zu kleinen Prinzessinnen. Diese Aufwertung und Vergötterung hat aber nichts mit echter Liebe zu tun, da sie an Äußerlichkeiten geknüpft und nicht bedingungslos ist.« Ihr Exmann David konnte in der Verliebtheitsphase offensichtlich dieses Bild bedienen, aber nur für kurze Zeit. Ihr Wunsch aber war ein dauerhaftes Feuerwerk, das, was Maximilian ihnen geboten hat. Dazu kommen wir später, wenn wir ihrer Vorstellung von Beziehungen auf den Grund gehen und sie überdenken und vielleicht aus einer anderen Perspektive betrachten.

Sarah erzählt mir von ihrer Kindheit. Eine wunderbare Kindheit, sagt sie. Ein Vater, der sie auf Händen trug, sie tatsächlich wie eine Prinzessin behandelte und seiner Tochter jeden Wunsch von den Augen ablas. »Mir hat es an nichts gefehlt, meine Eltern haben mich unglaublich liebevoll behandelt und verwöhnt. Meine Mutter hatte eigentlich nichts zu tun, außer sich um meinen kleinen Bruder und mich zu kümmern. Wir haben keinen Kindergarten besucht, weil meine Mutter ja nicht gearbeitet hat und den ganzen Tag mit uns verbringen konnte. Sie hat mit uns gespielt, jeden Mittag gab es abwechselnd unsere Lieblingsessen. Der Tisch war immer liebevoll gedeckt, oft lagen kleine Geschenke oder Überraschungen auf unseren Tellern, und ich erinnere mich, dass sie uns mit hübsch verziertem Nachtisch oder selbst gebackenem Kuchen verwöhnte.« Sarah nimmt diese Kindheit als gegeben hin. Sie habe als Kind nie große Dramen erlebt, ihre Eltern seien bis heute glücklich verheiratet. Es habe nie Streit gegeben. »Irgendwie komisch, wenn ich jetzt so darüber nachdenke. Es gab nie Meinungsverschiedenheiten. Mein Vater hat tagsüber gearbeitet, war abends früh zu Hause, meine Mutter hat sich um den Haushalt und uns Kinder gekümmert. Alles ziemlich unspektakulär. Eine glückliche Kindheit, würde ich mal sagen.« Sarah erinnert sich, und ihr Gesichtsausdruck ähnelt dem eines kleinen Mädchens. Ich kann mir vorstellen, wie sie damals im Prinzessinnenkleid an den Händen ihrer Eltern spazieren ging.

»Wie sah die Freizeit Ihrer Eltern aus? Wie verliefen die Wochenenden?«, will ich wissen.

»Meine Eltern haben sich fast ausschließlich um uns gekümmert. Mein Vater hat abends noch mit uns gespielt, wir haben zusammen ferngesehen und später, als wir älter wurden, viel geredet. Am Wochenende gingen wir gemeinsam ins Schwimmbad oder auf einen Spielplatz direkt gegenüber unseres Hauses, auf der anderen Straßenseite. Wenn wir dann zurückkamen, hatte meine Mutter schon gekocht, und wir haben immer zusammen gegessen. Alles drehte sich um uns Kinder, wir standen für unsere Eltern im Mittelpunkt des Interesses.«

»Und später, als Sie älter wurden? Wie war Ihr Verhältnis da?«

»Ach, das war toll. Meine Mutter war wie meine beste Freundin. Wir konnten über alles reden, sie hatte immer ein offenes Ohr für all meine Sorgen und Probleme. Sie war meine engste Vertraute. Wir haben nie gestritten, ich kann mich auch nicht erinnern, dass ich mal richtig pubertiert habe. Ich war schon früh sehr vernünftig und hatte gute Manieren. Ich habe mich nie gegen meine Eltern aufgelehnt. Es gab aber auch keinen Grund dafür. Ich war gut in der Schule, habe nie gelogen oder irgendwelchen Blödsinn gemacht. Ich sei gelaufen wie an der

Schnur, hat meine Mutter später einmal zu mir gesagt. Ich sei ein unkompliziertes Kind gewesen.«

Ein Bild, das typisch für den Co-Narzissmus ist. »Es klingt wie ein Märchen«, sage ich. »Wo war der Haken?«

»Was meinen Sie? Es gab keinen. Bei uns war wirklich Friede, Freude, Eierkuchen.«

»Genau das meine ich«, fahre ich vorsichtig fort, denn ich ahne, wie hart es für Sarah sein wird, ihre Kindheit kritisch zu betrachten. »Das hört sich alles zu schön an. Wie bei einer Vorzeigefamilie ohne jegliche Probleme. Aber irgendwie hatten Ihre Eltern klare Vorstellungen davon, wie Sie zu sein hatten. Sie mussten einem Ideal entsprechen, einem Bild, das Ihre Eltern von Anfang an von Ihnen hatten. Und Sie haben diesem Bild entsprochen, Sie sind nie gegen den Strom geschwommen oder ausgebrochen. Sie haben nie Widerworte gegeben oder gestritten. Sie haben sich perfekt angepasst.«

»Natürlich wäre ich auch gerne mal zu spät gekommen oder hätte über die Stränge geschlagen, aber ich wollte meine Eltern nicht enttäuschen.«

»Und dafür wurden Sie behütet, verwöhnt und umsorgt. Sie haben also gelernt, dass durch Anpassung Ihre Bedürfnisse erfüllt und Sie geliebt, wurden. Das hat aber nichts mit bedingungsloser Liebe zu tun, wie Kinder sie erfahren sollten. Ihre Eltern haben ein Ideal geliebt und Sie haben versucht, diesem gerecht zu werden, und Ihre eigenen Interessen und Ihre Unabhängigkeit dafür geopfert. Und hier liegt Ihre narzisstische Wunde, Ihre narzisstische Verletzung.«

»Wie meinen Sie das? Bin ich auch eine Narzisstin, so wie Maximilian?« Sarah wirkt entrüstet.

»Nein, Sie sind ganz das Gegenteil von Maximilian. Sie zeigen eher abhängige Strukturen. Auch in Ihrer Kindheit hat es Erfahrungen gegeben, die Ihr Beziehungsmuster geprägt und Sie zu einer angepassten Persönlichkeit gemacht haben. Auch Sie haben ein Muster erlernt, ein ganz bestimmtes Programm, wie Sie Liebe bekommen. Maximilian erhofft sich Liebe durch seine vermeintliche Grandiosität. Sie haben erlebt, dass Sie geliebt und übertrieben umsorgt werden, wenn Sie sich anpassen, wenn Sie einem ganz bestimmten Bild entsprechen. Bei Ihnen beiden gab es allem Anschein nach keine bedingungslos erfahrene Liebe, sie wurden nie nur aufgrund Ihrer bloßen Existenz geliebt. Sie sehen, hier haben wir sozusagen zwei Seiten einer Medaille. Zwei unterschiedliche Möglichkeiten, auf eine ähnliche Verletzung zu reagieren.

Bei Maximilian war es die emotionale Vernachlässigung, die sein Selbstwertgefühl schon früh ins Wanken gebracht hat, oder besser gesagt, es konnte sich nicht wirklich entwickeln. Er kompensiert dieses Nicht-angenommen-Werden und seine Unsicherheit durch Arroganz und seinen Kampf um Anerkennung. Er braucht immer Zustimmung von außen. Er geht Beziehungen über Verführung ein. Er glaubt, die Macht über seine Partnerin behalten zu müssen, und zieht sich in dem Moment zurück, in dem er sich wirklich auf sie einlassen müsste.

Auch Sie verführen in Beziehungen, Sie wickeln Ihren Partner um den Finger, indem Sie schnell auf die Wünsche und Erwartungen Ihres Gegenübers eingehen, sich auf ihn einstellen und anpassen. Auch Sie erhoffen sich dadurch Anerkennung und Liebe. Der Preis dafür ist jedoch die Aufgabe der eigenen Identität durch eine fast symbiotische Überanpassung. Sie idealisieren den Partner, können sich schwer abgrenzen und kommen so nicht in Kontakt zu eigenen Bedürfnissen und Gefühlen. Ihre eigenen Wünsche werden abgewertet und hinter die des Partners gestellt, denn genau so haben Sie es als Kind gelernt. Sie mussten bestimmte Charaktereigenschaften zeigen und Verhaltensweisen an den Tag legen, auch wenn diese Ihrer wahren Natur gar nicht entsprachen. Konnten Sie den Erwartungen Ihrer Eltern nicht nachkommen, drohte wahrscheinlich ein unbewusster Liebesentzug, was in der Kindheit einem Gefühl von Schmerz, Leere, Kälte und völligem Ausgeliefertsein gleich kam. Es drohte der Verlust von Geborgenheit und Sicherheit, was in der Angst, verlassen zu werden, gipfelte.«

Sarah sitzt still vor mir. Ihre Kindheit zieht an ihr vorbei, eine, die sie für glücklich hält. Sie bringt sie nicht mit Maximilian zusammen. »Aber wir haben doch ganz unterschiedliche Kindheitserfahrungen gemacht. Und uns ganz unterschiedlich entwickelt. Und trotzdem sprechen Sie von zwei Seiten einer Medaille?«

»Lassen Sie es mich so erklären: In der frühen Kindheit braucht jeder Mensch eine nahe Bezugsperson mit mütterlichen Qualitäten. Dies kann auch der Vater sein, vorzugsweise aber die Mutter. Dieser Mensch sollte dem Kind so viel positive und liebevolle Unterstützung geben, es also bedingungslos anerkennen und achten, dass sich ein starkes Selbstwertgefühl und Urvertrauen bilden kann. In dieser Zeit sollte echte Selbstliebe entstehen. Kommt es in dieser Phase zu Verletzungen oder Ablehnung oder wie bei Ihnen zu einer Überbehütung, entsteht eine Selbstwertstörung, eine Wunde, die unterschiedlich kompensiert wird und sich auch in der Art unterscheidet, wie Beziehungen gestaltet werden. Maximilian sucht sich eine Frau, die sein schlechtes Selbstwertgefühl aufwertet, jemanden, der zu ihm aufschaut, ihn anhimmelt und bewundert. Sie idealisieren Maximilian, versuchen von seinem vermeintlichen Selbstwertgefühl etwas abzubekommen, geben sich dabei aber selbst auf. Sie fordern nicht und stellen keine Ansprüche. Sie passen sich perfekt an.«

»Aber muss man in einer Beziehung denn nicht auch Kompromisse eingehen und sich dem anderen irgendwie anpassen? Ist das nicht Liebe? Ist Liebe, ein Zusammenleben, nicht immer auch ein Kompromiss?«

Natürlich hat Sarah recht. »Die Frage ist aber, ob man sich selbst aufgeben muss, um eine glückliche Partnerschaft zu leben. Beziehung bedeutet Entwicklung und gemeinsames Wachstum, so etwas kann nicht einseitig geschehen. Frauen neigen im Allgemeinen eher dazu, sich dem Partner anzupassen – dazu werden sie häufig schon erzogen –, und erhoffen sich dadurch seine Anerkennung. Anpassung ist nötig, aber Überanpassung bedeutet, seine Eigenheiten und Wünsche zurückzustellen, sodass man sich selbst fremd wird und die eigenen Gefühle und Bedürfnisse nicht mehr wahrnimmt.

Lassen Sie mich einige Beispiele nennen: Nach außen zeigen Sie sich als selbstbewusste Frau. Sie sind attraktiv, haben ein freundliches Auftreten, sind liebenswürdig und umsichtig. Sie sind beruflich erfolgreich und unabhängig. Sie sind kompetent und gehen offen auf Ihre Mitmenschen zu. Sie haben Ihre Tochter nach der Scheidung alleine großgezogen und auch das wunderbar gemeistert. Sie zeigen sich selbstsicher und haben auch allen Grund dazu. Doch da gibt es noch eine andere Seite. Als Maximilian in Ihr Leben trat, kannten Sie zwar Ihre Wirkung nach außen, Sie spielten mit Ihren weiblichen Reizen und wussten, wie Ihr kurzer schwarzer Rock und Ihre High Heels auf Männer wirkten, aber innerlich waren Sie unsicher.

Sie fragten sich schon beim ersten Treffen, warum dieser wundervolle Mann an Ihnen interessiert sein könnte, wo er doch vermutlich jede Frau kriegen kann. Sie hatten von Anfang an Angst, etwas falsch zu machen, etwas zu tun, was ihn abschreckt. Sie machten sich Gedanken, was er über Sie denkt, Sie wollten um jeden Preis gefallen. Dabei vergaßen Sie völlig, Ihr Gegenüber kritisch zu betrachten und auch einmal etwas zu hinterfragen. Sie idealisierten Maximilian von der ersten Sekunde an, bewunderten sein Auftreten, seine Art, sich zu kleiden, seine Umgangsformen. Und es schmeichelte Ihnen, dass er Sie auswählte, obwohl so viele Frauen ihm hinterherschauen und ihn anhimmeln.«

»Ist das denn nicht normal? So verhält man sich doch, wenn man sich verliebt, oder etwa nicht?« Sarah ist inzwischen aufgestanden. Sie geht zum Fenster und schaut nachdenklich nach draußen.

»Natürlich haben wir alle zu Beginn einer Beziehung die rosarote Brille auf«, fahre ich fort, »aber Sie waren völlig unkritisch und haben sich zum Beispiel nie gefragt, warum dieser Mr. Perfect noch als Single durch die Welt läuft.«

»Er sagte ja, er war schon mal verheiratet. Und das, was er von seiner Frau erzählte, die angeblich durch nichts zufriedenzustellen war, schien mir absolut plausibel.«

Ich nicke, ich kenne die Muster, sie kehren immer wieder zurück, bei all meinen Patienten. »Und sofort kam Ihre mütterliche Seite zum Vorschein, Ihr Mitgefühl bis fast hin zum Mitleid. Sie hatten sofort das Bedürfnis, sich um diese vermeintlich arme Seele zu kümmern. Und Sie wollten es von Anfang an besser machen als seine Exfrau, ihn nicht enttäuschen, ihm so viel Liebe entgegenbringen, wie er es natürlich verdient hat, und ihm zeigen, dass er es wert ist. So haben Sie sich von Anfang an unter Druck gesetzt, perfekt sein und alles richtig machen zu müssen. Und was haben Sie zurückbekommen? Wann war Maximilian jemals liebevoll zu Ihnen? Wann hat er Sie wirklich an sich rangelassen, sich geöffnet?«

»Nie.« Sahra schreit dieses Wort geradezu heraus, sie schmettert es über den Tisch. »Ich weiß nichts über ihn. Alles war oberflächlich und hatte mit Äußerlichkeiten zu tun. Die Essen, die wenigen Telefonate, die Kurzurlaube, einfach alles.«

»Und Sie haben ihn immer in Schutz genommen, Sie haben ihn immer entschuldigt, dass er noch nicht so weit sei nach der unschönen Trennung von seiner Frau, oder dass er beruflich zu viel um die Ohren habe und deshalb keinen Kopf für Nähe. Sie waren relativ schnell misstrauisch, als er sich zu Beginn ein ganzes Wochenende nicht meldete. Warum haben Sie nicht auf Ihr Gefühl vertraut? Warum haben Sie sein Verhalten nicht angesprochen und hinterfragt?«

»Ich habe mich nicht getraut, ich wollte ihn doch nicht verärgern. Und er sollte nicht das Gefühl haben, dass ich ihn kontrolliere.« Sarah hat ihr Bauchgefühl an jenem ersten Wochenende bereits ignoriert, es war der Beginn einer Selbstverleugnung.

»Sehen Sie denn nicht, wie sehr Sie sich schon damals zurückgenommen haben, wie sehr Sie Ihr Bedürfnis nach Klärung missachtet haben? Und das nach dem anfänglichen SMS-Bombardement, das Sie selbst als Soundtrack Ihres Alltags, ohne den Sie kaum noch leben konnten, bezeichnet haben. So schnell waren Sie in die Abhängigkeit geraten, dass Sie aus Angst vor Maximilians Liebesentzug den Wochenendausflug mit Katrin gar nicht genießen konnten. Und dann haben Sie ihm seine Ausreden geglaubt und ihn sogar noch entschuldigt. Ihre Gefühle dabei haben Sie unterdrückt, wahrscheinlich haben Sie sie gar nicht mehr gespürt. Ihr Leben schien nur lebenswert, wenn *er* Ihnen Aufmerksamkeit und Bestätigung gab.«

»Seine Aufmerksamkeiten, sein Interesse, die schönen Einladungen zu Anfang, das war wie ein Feuerwerk, wie eine Achterbahn der Gefühle für mich.«

»Ja, wie gesagt, ein typisches Verhalten für einen Narzissten. Zu Beginn gibt er alles, holt dem anderen die Sterne vom Himmel. Und dann, wenn er sich des anderen gewiss sein kann, lässt er sein Opfer fallen, zieht sich zurück und ist schnell gelangweilt. Sie konnten das nicht verstehen und dachten, Sie müssten noch mehr geben, noch attraktiver sein, noch mehr tun, um ihn zu halten. Dabei haben Sie Ihre Authentizität und Eigenständigkeit aufgegeben, Ihr eigenes Leben, Ihren Beruf und Ihre Freunde vernachlässigt. Doch das hat nichts mit Liebe zu tun.«

»Sein perfektionistisches Verhalten gefiel mir, es war ungewöhnlich für einen Mann. Ich wollte ein Teil dieser Perfektion werden, ein weiteres Glanzstück in seinem Leben.«

»Ja, und deshalb haben Sie Ihre ganze Wohnung umgekrempelt, vieles weggeworfen oder weggeräumt, was Ihnen wichtig war und ihr Leben ausmachte. Sie haben aufgeräumt, geputzt, neue Dinge gekauft, und dabei nur daran gedacht, was ihm gefallen könnte. Wo sind Sie dabei geblieben?«

»Im Nichts. Ich bin durch meine Wohnung gelaufen wie eine Fremde, wie der staunende Besucher einer Kunstgalerie, ein Gast auf einer Cocktailparty. Ich habe sogar Sophie angeschnauzt, wenn irgendwo etwas rumlag und es nicht superordentlich war. Meine Wohnung war zu einem Kunstwerk geworden, etwas, das man bestaunte, in dem man aber nicht lebte.

Ich dachte, ich müsste das alles tun, nur damit er mich toll findet. Ich wusste nicht, wo das hinführen würde.«

»Einem Narzissten können Sie es niemals recht machen, Sie können ihn nicht für sich gewinnen, und zu wahrer Liebe ist er wie gesagt gar nicht fähig. Ihre ganzen Bemühungen mussten ins Leere laufen, und Ihre Enttäuschung war eigentlich vorprogrammiert. Je mehr Sie sich angestrengt haben, umso weniger bekamen Sie zurück. Dieses alte Muster – sich anzustrengen, hübsch, lieb und nett zu sein – hat Ihnen zwar in Ihrer Kindheit Aufmerksamkeit und Zuneigung gebracht, doch bei Maximilian hätten Sie sich bis zur Selbstaufgabe opfern können, er hätte Sie nur noch mehr ausgenutzt und dann irgendwann fallen lassen.«

»In seiner Gegenwart habe ich mich so sicher und besonders gefühlt. Habe ich mir das alles nur eingebildet?«

»Auch Sie sind abhängig von Anerkennung und Bewunderung. Nur dann fühlen Sie sich bestätigt und gemocht. Nur dann fühlen Sie sich richtig. Das sind aber nur Ersatzbefriedigungen. Liebe bedeutet, den ganzen Menschen mit seinen Stärken und Schwächen anzunehmen. Schwächen haben Sie nie gezeigt oder zugelassen. Durch Maximilian an Ihrer Seite haben Sie versucht, Ihren Selbstwert zu stärken, was jedoch nicht gelingen kann. Sie selbst müssen sich schätzen und anerkennen, ansonsten sind Sie immer abhängig von der Meinung anderer. Jeder von uns hat kleinere oder größere narzisstische Kränkungen erfahren und erlebt dadurch Schwankungen seines Selbstwertes. Doch bei Menschen mit einem grundsätzlich stabilen Selbstwertgefühl werden Kritik oder Zurückweisung nicht dazu führen, dass er seine Selbstliebe und Existenzberechtigung verliert. Sie hingegen haben sofort Angst, verlassen zu werden und reagieren mit noch mehr Anpassung und Liebenswürdigkeit.«

»Es gab kaum Herzlichkeit. Er schien …«, Sarah bricht ab, ist entsetzt über ihre eigene, schlagartige Erkenntnis, »nicht wirklich verliebt.« Tränen laufen wieder über ihre Wangen. »Er berührte mich nicht.« Pause. »Da hab ich gedacht, ich müsste ihm noch herzlicher und liebevoller begegnen, ihn noch mehr verwöhnen. Nur damit er merkt, wie ernst ich es meine, wie sehr ich ihn liebe. Es hat nicht funktioniert. Es war ein Teufelskreis, ein schlechtes Geschäft – ich tauschte wachsende Zuneigung gegen wachsende Distanz.«

»Nein, Maximilian hat nichts empfunden, er kann es nicht. Sie dagegen haben sich verbogen und alles getan, nur damit es ihm gut geht. Sie sind sogar auf seine sexuellen Wünsche und Vorlieben eingegangen, obwohl Sie sie nicht mochten.«

»Das stimmt so nicht ganz. Ich war schon neugierig, als wir im Sexshop waren und er mir das ganze Spielzeug zeigte. Auch einen Porno wollte ich mir gerne mal ansehen, aber dann ist das Ganze irgendwie eskaliert. Für mich war es ein Experiment, ich dachte, für uns beide sei es ein Experiment.« Sarah sieht mir verbittert in die Augen.

»Sie waren so in seinen Fängen, dass Sie sich zu oft auf Dinge eingelassen haben, die Sie nicht wollten. Von Anfang an fehlte Ihnen die Nähe, ein liebevolles Miteinander, Berührung, Zärtlichkeit, ein sinnliches Erlebnis. Sich auf neue Sexualpraktiken einzulassen ist ja völlig in Ordnung, wenn es beiden Spaß macht, aber Ihnen hat doch schnell etwas gefehlt. Ihre Zuneigung wurde nicht erwidert. Ganz im Gegenteil, Sie fühlten sich benutzt und gedemütigt, kamen sich vor wie in einem der Pornos, die Sie angeschaut haben. Und dann die Kondome und die Dildos, die Sie bei ihm entdeckt haben. Sie wurden zwar stutzig, haben den Gedanken an andere Frauen aber nicht zugelassen, sondern alles, was nicht in Ihr perfektes Bild passte, verdrängt. Sie haben sich der Illusion von einer perfekten Beziehung hingegeben, obwohl Sie sich nicht geliebt fühlten und im tiefen Inneren wussten, dass etwas nicht stimmte. Sie haben sich so in Maximilian aufgelöst, dass Sie zum Schluss nicht mehr fühlten und wussten, was Sie wollten.«

»Ja, ich habe mich aufgelöst«, sagt Sarah nach einer Pause, in der sie all das hat sacken lassen. »Unsere Zweisamkeit wurde immer anstrengender, von Tag zu Tag. Ich glaube, auch ich hatte, genau wie er, ständig den Anspruch, etwas zu sein, was ich nicht war. Das hat mich so erschöpft, so ausgelaugt, so viel Mühe gekostet.«

»Sie haben tatsächlich in zwei Leben gelebt. Nach außen geben Sie das Bild einer erfolgreichen berufstätigen Frau ab, die sich ihre Selbständigkeit hart erarbeitet hat. Sie zeigen sich attraktiv und leistungsbereit, und alles scheint Ihnen locker von der Hand zu gehen. Doch hinter dieser prächtigen Fassade und einem selbstbewussten Verhalten verbirgt sich eine emotional bedürftige Frau, die in einer Beziehung schnell abhängig wird und Angst vor Ablehnung und Kritik hat. Sogar Katrin haben Sie anfangs noch erzählt, wie super alles mit Maximilian sei. Doch dann wurde es anstrengend, Sie haben Ihren Beruf vernachlässigt, Termine abgesagt, wurden in Meetings unkonzentriert und fahrig. Sie gaben für Ihre Verhältnisse zu viel Geld aus und versuchten, körperlich noch fitter und attraktiver zu werden, nur um mit Maximilian mitzuhalten. Sie deuteten Selbstverständlichkeiten, zum Beispiel, dass er Ihnen seinen besten Freund Ulf vorstellte, als Liebesbeweis, der kurzfristig alle Zweifel beseiteräumte und Ihnen Kraft gab weiterzumachen. Doch auf Dauer musste dieses anstrengende Leben zum Zusammenbruch führen. So etwas kann niemand durchhalten, wenn er sich nicht irgendwann auf innere Werte besinnt, sich ausruht und es sich gutgehen lässt.«

»Woran hätte ich denn erkennen können, dass er es nicht ehrlich mit mir meint und dass er mich nicht liebt?« Ratlosigkeit steht in Sarahs Gesicht.

»Liebe ist immer ein Geschenk. Wenn Sie das Gefühl haben, etwas dafür leisten zu müssen, geliebt, anerkannt und wertgeschätzt zu werden, dann ist es keine Liebe. Der Wunsch nach Liebesbeweisen zeigt Ihre Unsicherheit. Sie sind sich Ihrer selbst nicht sicher und glauben, durch Bestätigung und Zuneigung von anderen Sicherheit zu erlangen. Sie sind bereit, sich dafür anzupassen und bis hin zur Aufopferung zu verbiegen. Und wenn dann die gewünschte Bestätigung ausbleibt, die Beziehung unbefriedigend oder sogar destruktiv ist, glaubt ein Mensch mit abhängigen Strukturen, dass noch mehr Anstrengung in dieselbe Richtung zielführend ist. Sie verschreiben sich mit Haut und Haaren, geben sich bedingungslos hin. Trennen können sich solche Menschen nicht, auch wenn es schon lange keinen Grund mehr zur Hoffnung auf Liebe gibt. Dieses Verhalten liegt in Ihrer Kindheitserfahrung begründet, wie ich es schon erklärt habe.«

»Er wird nie ein Gespräch suchen«, stellt Sarah fest. »Er will nichts klären. Ich fehle ihm nicht.«

»Ich weiß nicht, wie es mit Ihnen und Maximilian weitergeht«, sage ich, »aber Folgendes kann ich Ihnen über die Trennung von einem Narzissten sagen: Es wird nie ein vernünftiges Ende geben, weil er sich nicht aussprechen wird. Er handelt nicht, wie ein erwachsener Mann es tun sollte, und wird die Beziehung niemals friedlich aufgeben. Einen Narzissten verlässt man nicht so einfach. Er empfindet so etwas als tiefe Kränkung und wird auf Rache aus sein. Er fühlt sich erst besser, wenn er merkt, wie schlecht es seinem Partner geht.«

»Dann hat er gewonnen«, fügt Sarah verbittert hinzu.

»Maximilian kann nicht wirklich gewinnen. Er hat schon früh als Kind alles verloren. Das ist nicht wiedergutzumachen, auch nicht mit einem vermeintlichen Triumph über seine Partnerin. Wenn es zu einer Trennung kommt, dann geschieht dies meistens ohne Vorwarnung, wie aus dem Nichts heraus. Er wird Ihnen auch keine Gründe nennen oder irgendwelche Erklärungen geben. Der Ausspruch: »Es ist Zeit für mich zu gehen« ist ganz typisch für einen Narzissten. Das war's dann erst mal für ihn, und er zieht tatsächlich weiter. Es gibt keine Trauer oder Schuldgefühle, keine Aussprache. An der nächsten Ecke wartet schon sein nächstes Opfer, oder er ist sowieso schon mehrgleisig gefahren und rettet sich in den Schoß einer anderen Frau. Dafür hat er garantiert vorgesorgt, denn Alleinsein ist das Schlimmste für ihn. Möglich ist aber auch, dass er die Trennung schon einige Zeit geplant hat und entsprechend Schwierigkeiten oder Unstimmigkeiten herbeiredet. Er fühlt sich zum Beispiel nicht genug geliebt oder wertgeschätzt, geht noch stärker seinen eigenen Interessen nach und wirft der Partnerin dann irgendwann vor, es gäbe keine Gemeinsamkeiten mehr. Dabei fühlt er sich nie verantwortlich, etwas zu verändern oder gar an der Beziehung zu arbeiten – dafür sind immer nur die anderen zuständig. Wenn ein Narzisst, wie es bei Ihnen der Fall war, auf frischer Tat ertappt wird, wird er den Teufel tun, sich zu entschuldigen oder in irgendeiner Form zu rechtfertigen. Narzissten sind in der Lage, in solch einer Situation einfach zu schweigen und alle Vorwürfe, Bitten um Aussprache und

Gefühlsausbrüche sowie die Verzweiflung ihres Gegenübers zu ignorieren. Daran erkennen Sie wieder Maximilians Kaltherzigkeit und fehlende Empathie. Von Freunden oder der Familie gefragt, was denn zur Trennung geführt habe, wird er sich schnell auf sein gewohntes Terrain begeben und fantastische Lügengeschichten über Sie erzählen, die so plausibel klingen, dass er wieder gut dasteht, und zwar als armes verlassenes Unschuldslamm, dem angeblich übel mitgespielt wurde.«

»Wir hatten auch schöne Stunden.« Sarah bringt es wie eine Entschuldigung hervor, wie eine Rechtfertigung, die all diese Demütigungen in ein etwas besseres Licht rücken können. »Ich könnte ihm helfen. Gerade jetzt mit diesem Wissen um all das. Ich kenne jetzt seine Verletzung.«

»Sarah, Sie können gar nichts tun, um ihm zu helfen. Das ist auch nicht Ihre Aufgabe. Maximilian ist erwachsen und müsste selber erkennen, dass etwas mit ihm nicht stimmt. Sie können ihn weder verändern noch bekehren. Es ist nicht möglich, ihm den richtigen Weg zu zeigen und ihm beizubringen, was Liebe ist. Jeder weitere Versuch wird scheitern. Er wird Sie vielleicht in dem Glauben lassen, dass Sie zu ihm durchdringen und ihn erreichen. Das wird aber nur von kurzer Dauer sein, dann verfällt er wieder in seine alten Muster. Sie können sich jetzt nur selber schützen und auf Abstand gehen. Sie sollten versuchen, Ihre Themen zu bearbeiten, damit Sie nicht wieder in eine ähnliche Beziehung geraten. Sie sollten klären, warum Sie süchtig nach Liebe und Anerkennung sind, warum Sie sich verbiegen bis hin zur Überanpassung und Selbstaufopferung. Dies wird ein anstrengender und sicherlich auch oft schmerzhafter Prozess sein, und Sie werden Ihre Verletzungen nicht vergessen können. Ziel aber sollte es sein, dass Ihre Wunden heilen und vernarben und Sie in Zukunft erkennen werden, wenn Sie wieder in alte Muster rutschen.«

Sarah denkt nach. Nach einer Weile sagt sie: »Mit ein paar Tagen Abstand frage ich mich, warum ich das alles nicht viel früher erkannt habe und warum ich nicht schon eher gegangen bin.«

»Weil Sie es nicht erkennen konnten. Sie konnten sich solche perfiden Absichten nicht vorstellen. Ihnen war nicht bewusst, dass Sie es mit einem kranken Mann zu tun hatten, einem Menschen, der unter einer narzisstischen Persönlichkeitsstörung leidet. Sie haben Ihren eigenen Gefühlen nicht mehr getraut und gedacht, dass Sie nur noch härter an der Beziehung arbeiten müssten. Außerdem gab es ja auch gute Zeiten. Bitte hören Sie auf, an sich zu zweifeln. Sie können ihm nicht helfen.«

»Vielleicht kann ich ihn zu einer Therapie überreden.« Es scheint Sarahs letzter verzweifelter Versuch zu sein, etwas zu bewirken. Sie hat das Ende noch immer nicht akzeptiert, ist noch immer auf der Suche nach einer gemeinsamen Lösung zwischen Maximilian und ihr.

Ich antworte vorsichtig: »Aus meiner Erfahrung kommen Menschen mit narzisstischer Persönlichkeitsstörung nicht in die Therapie. Es sind die Partner, die leiden und zusammenbrechen, die völlig zerstört und am Ende sind, nicht der Narzisst selber. Er erlebt sich nicht als gestört, in seinen Augen hat er nie etwas falsch gemacht. Immer sind die anderen schuld, er hat keine echten Zweifel an sich selbst. Eine Therapie würde ihn mit seinen Urängsten und Schmerzen in Kontakt bringen, das will er aber unter allen Umständen vermeiden. Er will seine Schwächen verbergen, darf sich nicht bedürftig zeigen. Das würde ihm deutlich machen, wie abhängig er ist und wie groß seine Sehnsucht nach Liebe und Zuneigung ist. Seine Maske darf unter keinen Umständen fallen, denn dann würde er erkennen, dass er sein ganzes Leben auf einem Lügenkonstrukt aufgebaut hat und nichts als ein verletztes Kind im Körper eines erwachsenen Mannes ist. Die Scham darüber wäre so unerträglich, dass er versuchen wird, seinen Selbstschutz ein Leben lang aufrechtzuerhalten. Das ist seine Art von Überlebensstrategie.«

»Das hört sich ja ziemlich hoffnungslos an.«

»Ja, das ist es auch für Maximilian, sosehr ich es mir auch anders für ihn wünschen würde. Deshalb lassen Sie uns anfangen, an Ihren narzisstischen Verletzungen aus der Kindheit zu arbeiten. Lassen Sie uns schauen, wie wir Ihr Selbstwertgefühl wieder aufbauen, Ihren Bewusstwerdungsprozess fördern, damit Sie in Zukunft positive Erfahrungen machen und erfüllte Beziehungen leben können. Und bitte, tun Sie sich selbst einen Gefallen: Halten Sie sich von Maximilian fern. Hören Sie auf, Mitleid oder Sympathie für ihn zu empfinden. Geben Sie sich nicht der Illusion hin, Sie könnten die Beziehung reparieren. Sie werden scheitern und wieder und wieder seelisch und körperlich darunter leiden. Reagieren Sie auf nichts, was von ihm kommt. Antworten Sie nicht auf SMS, E-Mails oder Anrufe. Bitte üben Sie sich in Abstinenz. Das ist der einzige Weg, wie Sie heilen können.«

Ich kann nicht ahnen, dass eine Stunde nach dieser Therapiesitzung Sarahs Handy in der Handtasche vibriert, weil eine SMS aus London mit folgenden Worten abgeschickt wurde: »20 Uhr bei Alfred. To the Max.« Und genauso wenig ahne ich, dass Sarah daraufhin ins Badezimmer geht, sich schminkt, ein neues Parfüm aufträgt und in ihr Handy die Worte »Sei pünktlich« tippt.

Teil III
Schlusswort

Als ich Andreas an einem Herbstabend die Geschichte von meiner Patientin Sarah erzählte, war er entsetzt und fasziniert zugleich. Er recherchierte einige Tage und schlug mir dann vor, ein Buch darüber zu schreiben. Natürlich sind die Namen und alle Schauplätze frei erfunden.

Natürlich habe ich mir bei den betroffenen Personen eine Entbindung von meiner Schweigepflicht eingeholt. Die eine oder andere Leserin mag sich in dem Buch wiederfinden, was daran liegt, dass die Geschichten von Narzissten einander tatsächlich ähneln oder sogar fast deckungsgleich sind. Wenn ich hier von Leserinnen spreche, so deshalb, weil ein »echter« Narzisst dieses Buch vermutlich nicht lesen wird und therapeutische Praxen meidet wie der Teufel das Weihwasser. Narzissten sind sich ihrer Störung nicht bewusst oder therapieresistent. Einige sind so ausgefuchst, dass sie ein paar Therapiestunden wahrnehmen, sich Analysen und Tipps anhören, dann die Therapie abbrechen und ihr nun erlangtes Hintergrundwissen nutzen, um ihr perfides Spiel weiterzuspielen. In der Praxis landen fast immer nur die zerstörten Frauen, die, völlig am Ende und komplett ausgelaugt, ihren Alltag nicht mehr bewältigen können – und sich dazu noch selbst infrage stellen: »Was habe ich nur falsch gemacht …?«

Die Geschichte über den Narzissten Maximilian und seine co-abhängige Freundin Sarah steht auch stellvertretend für so viele mir bekannte Paare, deren Problematik in Zukunft vermutlich wie eine Welle über uns hereinschwappt und die psychotherapeutischen Praxen mit Frauen füllen wird, die solchen »Seelenmördern« aufgesessen sind.

Narzissten sind klug, redegewandt und sehr geschickt. Sie verbergen sich oft hinter dem netten Mann von nebenan. Sie sitzen aber auch in den Führungsebenen der Wirtschaft und in der Politik. Sie lenken die Geschicke von Konzernen und von Staaten. Sie moderieren TV-Sendungen oder lassen sich von Millionen Fans in den Fußballstadien feiern. Der Narzisst empfindet sich als unfehlbar, als gottgleich. Andere Menschen dienen ihm nur dazu, sich selbst zu profilieren. Er hat kein Interesse an einer Auseinandersetzung mit seinem Gegenüber, er manipuliert, wann immer er kann, und alles nur mit einem großen Ziel: sein in Wahrheit mangelndes Selbstwertgefühl zu vertuschen und durch die Bewunderung der anderen zu stärken. Darin ist er einfach unersättlich. Und was hinterlässt er auf seinem Lebensweg? Leid, Demütigung und gebrochene Herzen.

Bewusst haben wir Sarahs Geschichte im ersten Teil des Buchs in Ich-Form erzählt. So, wie sie mir berichtet wurde. Die Therapiestunden im zweiten Teil sind natürlich nur eine kurze Zusammenfassung. Über Therapien dieser Art ließen sich viele Bücher schreiben. (siehe auch die angehängten Tipps zur weiterführenden Literatur.)

In der Therapie war es mir wichtig der Frage nachzugehen, was Narzissmus und Co-Abhängigkeit überhaupt sind. Warum war Sarah der Sogwirkung eines Narzissten derart ausgeliefert? Wie erreichte er, dass eine Frau die Realität und die offensichtlichen Zeichen, dass etwas in ihrem Zusammenleben nicht stimmte, so ausblendete? Dass eine gestandene Frau sich so selbst verliert?

Seit zwanzig Jahren arbeite ich nun schon als Klassische Homöopathin und Psychosomatikerin in meiner Praxis in Hamburg. In letzter Zeit erlebe ich, dass sich Geschichten wie die von Sarah mehren. Hat der Narzissmus in der Gesellschaft also zugenommen? Die Antwort ist Ja, wir leben in einer narzisstischen Gesellschaft. Noch nie war es so einfach, sich in Szene zu setzen. Die sozialen Netzwerke, die Vielzahl neuer Medien machen es Menschen mit einer narzisstischen Persönlichkeitsstörung leicht wie nie, sich in den Vordergrund zu stellen. Narzissten wissen, wie sie die modernen Medien für sich nutzen können. Sie sind ein wahres Geschenk für diese Menschen.

Wir leben in einer Welt, in der alles machbar scheint, in der es ständig um Macht und Ego geht. Höher, schneller, besser lauten die uns bestimmenden Werte, die den Blick nach innen oft verdunkeln. Materielles wird zum Maßstab aller Dinge. Unsere Kinder werden oft durch narzisstische Verletzungen geprägt und entwickeln sich nicht entsprechend ihrer Bestimmung. Die Rückbesinnung auf den wahren Grund unserer Existenz und den Sinn unseres Daseins haben wir dabei oft aus den Augen verloren, genau wie den Bezug zur Spiritualität. Dies alles aber ist nach meiner Ansicht unerlässlich für die individuelle Gesundheit.

Ich hoffe, wir konnten Frauen mit diesem Buch dabei helfen, ihre Liebessucht zu erkennen. Ich wünsche mir, dass sie mutig ihren Weg gehen, alleine oder mit Hilfe eines Therapeuten, um so ihre Liebe zu sich selbst wiederzuerlangen, um in Zukunft

Beziehungen einzugehen, die wahrhaftig und von echter Liebe geprägt sind. Erst dann wird ihr eigenes, aber auch unser aller Leben und das unserer Kinder lebenswert.

Vera Kaesemann

Anhang

Hinweise auf eine narzisstische Störung oder auf eine Co-Abhängigkeit

Anhand dieser Listen zur narzisstischen Störung und zur Co-Abhängigkeit haben Sie die Möglichkeit festzustellen, ob und wie stark die jeweiligen Züge bei Ihnen und Ihrem Partner ausgeprägt sind. Deshalb haben wir die männliche Form für den Narzissten und die weibliche Form für Co-Abhängige gewählt. Natürlich gibt es auch weibliche Narzissten und männliche Co-Abhängige, was aber nicht Thema dieses Buches ist. Es sind ganz bewusst nur Checklisten mit den wichtigsten Merkmalen und keine Tests für eine klinische Diagnose. Je häufiger Sie den Aussagen zustimmen, umso wahrscheinlicher liegen die in diesem Buch behandelten Persönlichkeitsstrukturen vor. Ob es sich um eine handfeste Pathologie handelt, muss jedoch in jedem Fall ein erfahrener Therapeut beurteilen.

Hinweise auf eine narzisstische Störung

- In seiner Kindheit gibt es Hinweise auf ein seelisches Trauma, zum Beispiel wurde er vernachlässigt
- Er hatte eine lieblose Kindheit
- Schon früh wurden hohe Ansprüche an ihn gestellt
- Er stellt an sich und andere hohe Ansprüche
- Ihm ist ein guter Eindruck nach außen wichtig
- Ihm ist es sehr wichtig, was andere über ihn denken
- Niederlagen und Fehlschläge beschämen oder ärgern ihn, aber er zeigt es nicht
- Er ist neidisch auf Dinge, die andere haben, er aber nicht
- Er fühlt sich in Gruppen unwohl, wenn er nicht die volle Aufmerksamkeit bekommt
- In Beziehungen verehrt er seine Partnerin oder wertet sie ab
- Er ist nur schwer zufriedenzustellen
- Er kritisiert gerne oder macht andere schnell runter
- Er kann nur schwer alleine sein
- Er wechselt von einer Beziehung in die nächste
- Er hat selten Selbstzweifel oder stellt sich infrage
- Er versucht Ablehnung zu vermeiden und kann mit Kritik schlecht umgehen
- Es ist für ihn selbstverständlich, im Mittelpunkt zu stehen
- Die Gefühle anderer interessieren ihn nicht

- Er zeigt kein Mitgefühl
- Er nutzt seine Position aus und behandelt andere von oben herab
- Er erwartet immer eine Spezialbehandlung
- Er ist schnell beleidigt und nimmt Bemerkungen aus seinem Umfeld schnell persönlich
- Er kann Erfolge nicht mit anderen teilen
- Er stellt Regeln auf, gegen die er aber selber verstößt
- Er kann nicht verzeihen
- Er fühlt sich schnell von anderen gelangweilt
- Er kann tyrannisch sein
- Er ist unempathisch
- Er wirkt besonders charismatisch und einnehmend
- Er tritt extrem selbstsicher und überzeugend auf
- Äußerlichkeiten sind ihm außerordentlich wichtig
- Er umgibt sich mit Luxus und stellt diesen gerne zur Schau
- Er ist manipulativ
- Er neigt zur Hypochondrie
- Er ist schlau, scharfsinnig und gerissen
- Er benimmt sich anderen gegenüber rücksichtslos oder taktlos
- Er kann sarkastisch sein
- Er übernimmt keine Verantwortung für Probleme, gibt anderen schnell die Schuld
- Er braucht ständig einen Nervenkitzel, etwas Neues, eine Stimulation, einen Kick

- Er lügt hemmungslos
- Er lässt Menschen rücksichtslos zurück, wenn sie keinen Nutzen mehr für ihn haben
- Er kann sich nur schwer entschuldigen
- Er wechselt häufig seine Sexpartner und hat Affären
- Er hat eine Neigung zu sexuellen Perversionen
- Er nutzt Schwachpunkte anderer gnadenlos aus
- Er hält sich für außergewöhnlich und einzigartig
- Er übertreibt seine Erfolge und Talente
- Er braucht ständig Bewunderung, Anerkennung und Aufmerksamkeit
- Er wirkt arrogant, stolz und hochmütig
- Stimmungen und Emotionen können sprunghaft wechseln
- Er kann nicht verlieren, noch nicht einmal bei Gesellschaftsspielen
- Er ist schnell eifersüchtig
- Geld und Status spielen in seinem Leben eine große Rolle
- Bei Streit oder Unstimmigkeiten stellt er sofort die ganze Beziehung infrage
- Er hat große Angst vor Peinlichkeiten
- Er kehrt Probleme gerne unter den Teppich
- Er hat ausgeprägte Suchttendenzen (Alkohol, Drogen, Schlafmittel, andere Medikamente, Sex, Glücksspiel …)

Hinweise auf eine Co-Abhängigkeit

- Sie kümmern sich lieber um die Probleme anderer und stellen Ihre eigenen Wünsche und Bedürfnisse hintenan
- Sie vernachlässigen Ihre Lebensziele
- Sie arbeiten bis zur Selbstaufgabe
- Es ist Ihnen wichtig, eine Beziehung zu haben, egal ob sie gut oder schlecht ist
- Sie neigen zu übertriebener Rücksichtnahme
- Sie tun alles, um den anderen glücklich zu machen
- Sie verbiegen sich selbst bis zur Unkenntlichkeit
- Sie vernachlässigen Freunde und soziale Kontakte, wenn Sie in einer Beziehung sind
- Sie spüren nicht mehr, was Sie wirklich wollen
- Sie sind zu kompromissbereit
- Sie haben Schwierigkeiten zu erkennen, was Sie fühlen
- Sie sind selbstlos und fühlen sich dem Wohl anderer verpflichtet
- Sie können Lob, Anerkennung und Geschenke nur schwer annehmen
- Sie stehen aus Angst vor Ablehnung nicht zu Ihrer eigenen Meinung
- Sie bleiben zu lange in Beziehungen, die Ihnen nicht guttun
- Sie haben Angst vor Abwertung und Ablehnung
- Sie müssen das Gefühl haben, gebraucht zu werden, um eine Lebensberechtigung für sich zu sehen

- Sie sagen nicht frei heraus, was Sie wollen und fühlen
- Sie fühlen sich nur wohl, wenn Sie gemocht werden, und wollen anderen daher immer gefallen
- Sie haben ein übergroßes Harmoniebedürfnis
- Sie gehen Streitigkeiten und Konflikten aus dem Weg
- Sie sind zu mütterlich und umsorgend
- Sie schieben Ihre Hobbys und Interessen beiseite
- Sie passen sich in Kleidung, Verhalten und Erscheinung Ihrem Partner an
- Sie können Wut schwer rauslassen
- Aggressionen richten Sie eher gegen sich selbst
- Sie geben immer mehr, als Sie nehmen
- Sie übernehmen Meinungen anderer
- Sie verlieben sich schnell
- Sie haben einen hohen Anspruch an sich selbst
- Sie neigen zu Perfektionismus
- Sie können schwer Nein sagen
- Sie fühlen sich für alles verantwortlich und übernehmen daher zu viel Verantwortung
- Sie fühlen sich in Beziehungen oft energielos und ausgelaugt
- Sie können es sich selbst schwer gut gehen lassen
- Sie idealisieren Ihren Partner
- Sie haben schnell ein schlechtes Gewissen, wenn Sie etwas für sich tun
- Sie haben Angst vor Liebesentzug, wenn Sie Ihren Bedürfnissen nachgehen
- Sie erlauben sich Ihr eigenes Glück erst, wenn es den anderen gut geht

- Sie sind oft überfordert, verausgaben sich und erreichen Ihre körperlichen Grenzen
- Sie haben das Gefühl, nicht genug zu geben
- Sie haben das Gefühl, noch mehr lieben zu müssen, damit alles gut wird
- Sie suchen einen Beschützer
- Es mangelt Ihnen an Selbstwertgefühl
- Sie haben ein großes Sicherheitsbedürfnis
- Sie suchen den Prinzen auf dem weißen Pferd, der Sie rettet
- Sie verschreiben sich Ihrem Partner mit Haut und Haaren
- Sie neigen zu bedingungsloser Hingabe
- Sie hoffen auf Symbiose und Verschmelzung
- Sie machen Ihren Partner zum Zentrum Ihres Lebens
- Sie sind immer verständnisvoll
- Ihre Kindheit war wohl behütet/over protected
- Die Liebe Ihrer Eltern wurde von Äußerlichkeiten, Leistungen und Ihrem Verhalten abhängig gemacht
- Sie fühlen sich oft minderwertig, depressiv und hilflos
- Sie kompensieren Ihre Schwächen durch Attraktivität, Leistung und Überanpassung
- Sie gehen im anderen auf, fühlen empathisch mit – bis hin zur Übernahme von Gefühlen der anderen
- Sie klammern sich an einen Partner
- Sie unterwerfen sich und geben sich in Beziehungen auf
- Sie suchen eine Elternfigur im Partner

Dank

Mein besonderer Dank geht an Andreas Heineke, der den größten Teil unseres Buches geschrieben hat, wofür er als Journalist und Buchautor natürlich prädestiniert ist. Vor allem danke ich ihm aber für seine Freundschaft und seine unglaubliche Geduld in den vielen Stunden unseres Austauschs, die die Entstehung unseres Buches erst möglich gemacht hat.

Des Weiteren danke ich von Herzen Jens, Hanna, Lara, Julia, Gesine, Vivien, Gerd, Andreas und Kio. Ihr wisst schon, wofür ...

Literaturempfehlung

Behary, Wendy (2009): Der Feind an Ihrer Seite. Wie Sie im Umgang mit Egozentrikern überleben und wachsen können. Paderborn: Junfermann.

Hirigoyen, Marie-France (2002): Die Masken der Niedertracht. Seelische Gewalt im Alltag und wie man sich dagegen wehren kann. München: dtv.

Maaz, Hans-Joachim (2014): Die narzisstische Gesellschaft. Ein Psychogramm. München: dtv.

Navarro, Joe (2014): Die Psychopathen unter uns. München: mvg verlag.

Norwood, Robin (2012): Wenn Frauen zu sehr lieben. Die heimliche Sucht, gebraucht zu werden. Reinbek: rororo.

Röhr, Heinz-Peter (2013): Die Kunst, sich wertzuschätzen. Angst und Depression überwinden – Selbstsicherheit gewinnen. Ostfildern: Patmos.

Röhr, Heinz-Peter (2012): Narzissmus. Das innere Gefängnis. München: dtv.

Röhr, Heinz-Peter (2011): Wegweiser zum Glück. Die geheimen Programme der Seele entschlüsseln. Ostfildern: Patmos

Röhr, Heinz-Peter (2008): Wege aus der Abhängigkeit. Destruktive Beziehungen überwinden. München: dtv.

Telfener, Umberta und Liebl, Elisabeth (2009): Hilfe, ich liebe einen Narzissten! Überlebensstrategien für alle Betroffenen. München: Arkana.

Wandel, Ingrid und Wandel, Fritz (2012): Alltagsnarzissten. Destruktive Selbstverwirklichung im Licht der Transaktionsanalyse. Paderborn: Junfermann.

Wilson Schaef, Anne (1992): Die Flucht vor der Nähe. Warum Liebe, die süchtig macht, keine Liebe ist. München: dtv.

Register